Dr P. GEORGES

DE LA FACULTÉ DE MÉDECINE DE PARIS

ANCIEN INTERNE DES HOPITAUX DU HAVRE

HOSPITALISATION DES TUBERCULEUX

LE

Rôle de l'Hôpital

DANS LA

Lutte Antituberculeuse

« Il est utile que ceux qui se trouvent mêlés à la lutte antituberculeuse fassent connaître, sans parti pris, ce qu'ils ont vu, dans les limites, si restreintes soient-elles, de leur sphère d'action, et qu'ils ne se dissimulent pas plus leurs déceptions que leurs espérances. » « Dr Kuss. »

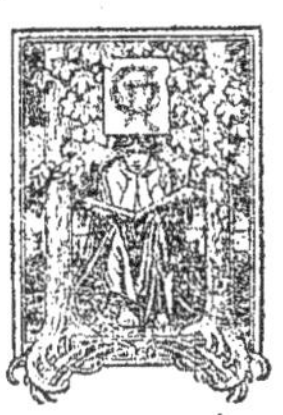

PARIS

C. Naud, Éditeur

3, rue Racine

1904

Dr P. GEORGES

DE LA FACULTÉ DE MÉDECINE DE PARIS
ANCIEN INTERNE DES HOPITAUX DU HAVRE

HOSPITALISATION DES TUBERCULEUX

LE

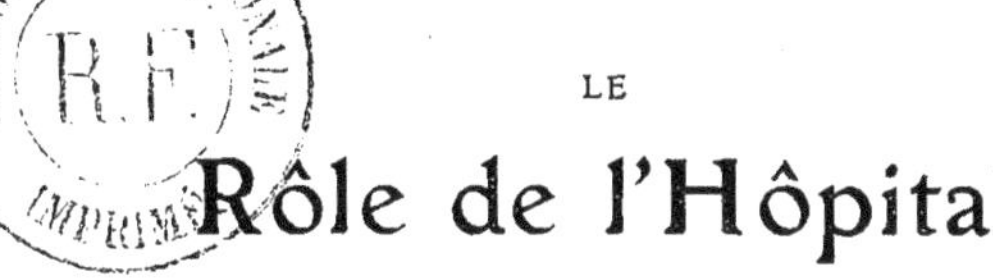

Rôle de l'Hôpital

DANS LA

Lutte Antituberculeuse

« Il est utile que ceux qui se trouvent mêlés à la lutte antituberculeuse fassent connaître, sans parti pris, ce qu'i s ont vu, dans les limites, si restreintes soient-elles, de leur sphère d'action, et qu'ils ne se dissimulent pas plus leurs déceptions que leurs espérances. « Dr Kuss. »*

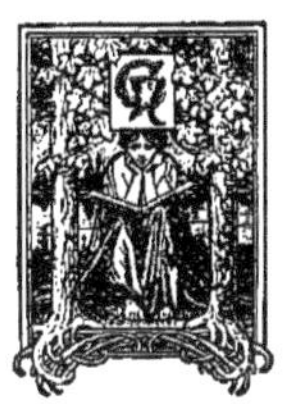

PARIS

C. Naud, Éditeur

3, rue Racine

1904

MEIS ET AMICIS

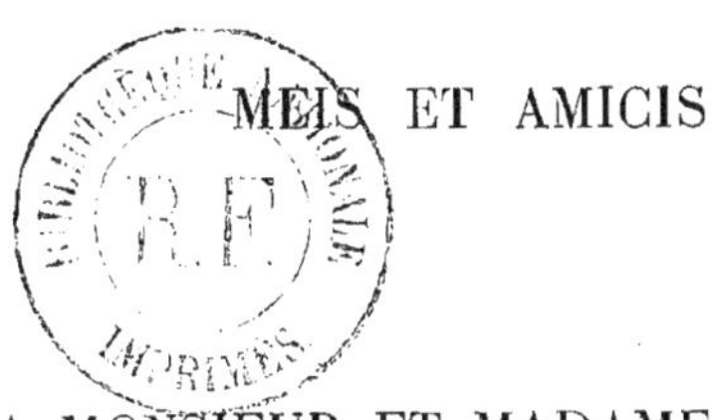

A MONSIEUR ET MADAME TARDIF

A MONSIEUR LE DOCTEUR DUROS

A tous ceux qui, pendant le cours de nos études, nous ont toujours donné des preuves d'une amitié réconfortante et d'une inoubliable affection.

A MONSIEUR LE DOCTEUR FROTTIER

MÉDECIN DE L'HOPITAL PASTEUR DU HAVRE

A MON PRÉSIDENT DE THÈSE

MONSIEUR LE PROFESSEUR BROUARDEL

DOYEN HONORAIRE DE LA FACULTÉ DE MÉDECINE DE PARIS
MEMBRE DE L'ACADÉMIE DES SCIENCES ET DE L'ACADÉMIE DE MÉDECINE
MÉDECIN HONORAIRE DES HOPITAUX
GRAND OFFICIER DE LA LÉGION D'HONNEUR

INTRODUCTION

La lutte contre la tuberculose s'organise, en ce moment, dans le monde entier.

Après avoir vu l'Allemagne créer de toutes pièces, en vue de sa défense, un instrument d'assistance nouveau, le sanatorium ; après avoir constaté que l'Angleterre, en faisant depuis 25 ans la guerre à l'insalubrité, avait pu, du même coup, diminuer sa mortalité tuberculeuse, les autres nations, considérant leurs propres désastres, se sont enfin convaincues qu'il était temps de réagir contre le péril tuberculeux.

En France, dans l'enthousiasme du premier élan, l'idée primitive fut de profiter de l'expérience acquise et d'imiter nos voisins ; après réflexion, grâce surtout à la sage direction imprimée au mouvement antituberculeux par les hommes éminents qui prêchèrent la « croisade », on s'est rendu compte que la tactique devait varier suivant le champ de bataille, qu'à des organisations sociales différentes, convenaient des plans de campagne spéciaux. Une réaction s'ensuivit, qui faillit dépasser le but à atteindre ; peu s'en fallut qu'on ne brûlât le sanatorium qu'on avait un moment adoré !

Il semble qu'à l'heure actuelle, on soit revenu, surtout depuis le dernier congrès de Bruxelles, à une compréhension plus nette de la réalité des choses, et il nous est permis d'entrevoir, dans un avenir prochain, « l'armement antituberculeux » réalisé chez nous, avec son originalité propre, adapté à notre régime et à nos mœurs, empruntant à nos voisins tout ce que nous reconnaisons chez eux de pratique et d'utile, mais en y ajoutant des armes nouvelles, bien françaises celles-là, comme le dispensaire antituberculeux.

Nous avons ainsi retenu de la méthode allemande cet enseignement précieux que, dans l'état actuel de nos connaissances et dans le plus grand nombre des cas, le traitement hygiéno-diététique représente la meilleure thérapeutique de la tuberculose pulmonaire, mais nous nous sommes préoccupés aussi d'opposer au fléau les barrières de la prophylaxie.

Nous avons compris également que le « mal de misère » prenait ses racines jusque dans les détails les plus infimes de la vie du peuple et qu'à l'exemple de l'Angleterre, il y avait lieu de modifier en même temps les conditions dans lesquelles vivent ceux que la tuberculose choisit pour ses victimes les plus nombreuses.

Et c'est ainsi que la lutte contre la tuberculose, envisagée en France avec toute l'ampleur qu'exigeait l'étendue du mal à combattre, se trouva mettre en relief tant de réformes nécessaires dans notre vie publique ; que, née de l'initiative privée et créée par le dévouement désintéressé du corps médical, elle ne tarda pas à prendre officiellement rang parmi les plus urgentes de nos questions sociales.

La commission extra-parlementaire de la tuberculose, instituée par M. Waldeck-Rousseau et présidée par M. J. Siegfried consacra bientôt la participation effective du gouvernement à l'œuvre de salut public.

Lorsque parut le remarquable rapport de cette commission, dans lequel le Pr Brouardel indiquait, avec netteté, les ravages causés par la tuberculose dans notre pays, ses foyers, ses causes, les remèdes qu'il convenait de lui opposer, la question se précisa et s'élargit ; et, lorsque, deux ans plus tard, M. Combes institua la Commission permanente de préservation de la tuberculose, l'opinion était faite. En ouvrant les travaux de cette nouvelle Commission, son président, M. Léon Bourgeois, décrivait un vaste programme d'études qui englobait à la fois : l'hygiène, l'éducation, l'assistance, les conditions du travail.

Avec une admirable largeur de vues, il démontrait ainsi que la nécessité de combattre la tuberculose imposait des modifications profondes jusque dans les rouages essentiels de notre vie publique.

En suivant les phases successives de cette évolution vers l'organisation antituberculeuse définitive, un point nous a paru mériter réflexion ; il nous a semblé que l'hôpital, qui dans le rapport de MM. Grancher et Thoinot occupait le premier rang, comme instrument de combat, était quelque peu délaissé ; à tel point même que des études récentes n'en parlent pas ou n'en font qu'une courte mention.

Or, nous étions à ce moment, interne du service d'isolement des tuberculeux à l'hôpital Pasteur du Havre.

Nous avons été à même de juger les services que

l'hôpital pouvait et devait rendre dans la lutte contre la tuberculose, d'abord en *isolant* les phtisiques, en leur donnant ensuite un *traitement* approprié, le seul reconnu efficace pour eux jusqu'à ce jour.

Nous avons pu nous rendre compte que le dispensaire et le sanatorium avaient là un puissant auxiliaire, qui, loin de faire double emploi avec eux, possédait lui aussi ses indications précises, et un rôle bien délimité.

Nous avons cru qu'il serait intéressant d'étudier et d'approfondir un peu ce rôle de l'hôpital dans la lutte antituberculeuse et d'essayer de lui rendre son importance et la place qu'il doit occuper.

Nous en avons fait le sujet de notre thèse inaugurale.

Mais avant de commencer ce modeste travail, nous avons à remplir un devoir des plus agréables : celui d'adresser nos plus vifs remerciements à tous ceux qui, dans le cours de nos études médicales, voulurent bien nous éclairer de leurs conseils.

Nous remercions tout particulièrement nos maîtres de l'École des sciences de Rouen : MM. Lecaplain, Pennetier, Dumont, Renard, Haraucourt, du grand intérêt qu'ils voulurent bien nous porter pendant l'année passée près d'eux.

A Paris nous fûmes successivement l'élève de MM. Moutard-Martin, Dieulafoy, Raymond, Comby. Nous garderons toujours le meilleur souvenir du temps passé dans ces beaux services.

MM. Tillaux, Walther, Marion et Faure nous initièrent à l'art chirurgical : MM. Pinard et Wallich à celui des accouchements.

A tous ces maîtres dévoués nous adressons nos sincères remerciements.

Nous eûmes le grand bonheur d'être, pendant deux années, interne des hôpitaux du Havre.

Quelques mois passés, à ce titre, dans le beau service de M. le Dr SOREL, à l'hôpital Pasteur, nous permirent de bénéficier de cette large initiative, que l'éminent chirurgien du Havre veut bien laisser à ses élèves. Sous sa direction et avec ses conseils nous avons pu compléter notre éducation chirurgicale, et nous ne saurions trop exprimer à ce maître bienveillant toute notre reconnaissance pour l'amabilité avec laquelle il s'est toujours mis à notre disposition, chaque fois que nous avons eu recours à lui.

Notre second semestre d'internat s'est écoulé dans le service de M. le Dr FROTTIER.

Nous n'oublierons jamais combien nous sommes redevable à cet excellent maître qui fut en même temps un ami sûr et dont le dévouement et l'expérience furent, souvent, mis par nous à contribution.

Nous garderons toujours vivace le souvenir de nos longues causeries quotidiennes de la côte. Elles compteront parmi les meilleurs moments passés au Havre. C'est là que nous nous sommes intéressé à cette question passionnante et inépuisable de la lutte antituberculeuse ; c'est là que nous avons puisé les quelques idées que nous soumettons aujourd'hui à nos juges. M. le Dr FROTTIER a mis à notre disposition ses conseils et sa grande expérience en la question. Nous le remercions bien sincèrement de l'amitié qu'il nous a toujours témoignée et des bontés qu'il a eues pour nous.

Nous fûmes aussi l'interne de M. le Dr Leroy à l'Hospice Général ; nous lui exprimons ici toute notre reconnaissance pour l'affabilité qu'il nous témoigna.

Enfin, un dernier semestre fut passé par nous dans le service de M. le Dr Renau ; nous en emportons un agréable souvenir.

Nous n'oublierons pas MM. les Drs Engelbach, Caron, Lenormand, Balard d'Herlinville, Walch, Guillot, Deronde et Deville, à qui nous adressons également tous nos remerciements, ainsi qu'à MM. Lemarié et Dominique, pharmaciens des hôpitaux du Havre.

Nous tenons aussi à remercier MM. les membres de la commission administrative des hôpitaux, ainsi que M. le Directeur, avec lesquels nous eûmes toujours de cordiales relations.

Des documents nécessaires à cette thèse nous ont été fort aimablement communiqués par MM. les P^{rs} Letulle, Ausset (de Lille), Grasset (de Montpellier), Armaingaud (de Bordeaux), Spillmann (de Nancy), Follet (de Rennes), Ollive (de Nantes), Bertin (de Nantes), et par MM. les Drs Sersiron (de Paris), Derecq (de Paris), Tapret (de Paris), Mongour (de Bordeaux), Cerf (d'Angers), Scheydt (de Cette), Jagot (de Nantes).

A tous nous adressons nos plus vifs remerciements. M. le Pr Brouardel nous a fait le grand honneur de bien vouloir accepter la présidence de cette thèse. Nous lui exprimons ici toute notre plus profonde gratitude.

Au moment où nous allions livrer ce modeste travail à l'éditeur, nous apprenons avec plaisir que la Commission permanente de prophylaxie de la tuberculose a, dans sa quatrième séance plénière, pris d'importantes décisions concernant l'isolement des tuberculeux dans les Hôpitaux.

Après avoir, en effet, voté à l'unanimité les conclusions d'un admirable Rapport présenté par M. le Dr Armaingaud, au nom de la Commission de Défense collective, cette Commission a décidé qu'à Paris et dans les grandes villes de province, dotées de plusieurs hôpitaux généraux, un ou plusieurs de ces établissements seront exclusivement consacrés à traiter les phtisiques, à améliorer ceux qui sont susceptibles d'évoluer vers la guérison et à assurer un asile et quelques douceurs à ceux qui sont prêts à s'éteindre.

Dans les villes qui ne disposent que d'un seul hôpital, des services spéciaux seront réservés aux tuberculeux. — Dans les établissements plus modestes encore, on les isolera dans des *salles* ou des *chambres distinctes*, pour qu'ils y reçoivent les *soins* dus à leur état, tout en ne risquant pas de contagionner les autres malades.

CHAPITRE PREMIER

De toutes les maladies qui frappent l'humanité, la tuberculose est la plus répandue et la plus meurtrière. Tous les pays, toutes les races, toutes les classes de la société lui paient chaque jour un large et lourd tribut, d'autant plus lourd que la terrible maladie exerce tout particulièrement ses ravages de vingt à quarante ans, époque de la vie où le « rendement social » d'un individu atteint son maximum.

En France, un décès sur cinq, dit le P' Brouardel (1), est le fait de la tuberculose. Le nombre de ses victimes est de 150000 par an; encore cette statistique, déjà si effrayante, ne porte-t-elle que sur les villes de plus de 5000 habitants ! Et si l'on envisage la morbidité correspondant à cette mortalité on arrive au chiffre fantastique de plus de 500000 individus atteints de tuberculose. Pour M. le P' Landouzy (2), « des calculs restant en deçà de la

---

(1) P. Brouardel. La lutte contre la tuberculose. Baillière, 1901.
(2) Landouzy. La préservation antituberculeuse, mai 1903, p. 76.

réalité » permettent de chiffrer à 750 000 le nombre de cas annuels.

« Depuis le commencement du siècle les guerres nous ont enlevé deux millions d'existences, le choléra a fait cinq cent mille victimes et la phtisie quinze millions (1). »

La France malheureusement occupe le second rang parmi les nations les plus frappées par la tuberculose, mais les ravages de la terrible maladie ne sont pas moins effrayants dans les autres pays. Voici d'ailleurs un tableau montrant la mortalité par phtisie pulmonaire et maladies inflammatoires des poumons dans les nations habitant l'Europe :

	DÉCÈS POUR 10 000 HABITANTS	
	Phtisie.	Autres maladies infl. des poumons.
Russie	39,8	42,1
Autriche	36,2	22,8
Hongrie	31,8	24,4
France	30,2	30,4
Suède	23,1	27,2
Empire allemand	22,4	26,5
Suisse	20,3	21,3
Irlande	20,3	27,7
Danemark	19,1	23,2
Pays-Bas	18,8	40,1
Italie	18,7	47,9
Belgique	17,6	46,8
Norwège	17,4	17,6
Écosse	17,3	31,7
Angleterre	13,6	31,5

(1) L. Eusrein, in *Thèse*, Lyon, 1901, p. 8. Note prise au cours de M. le Pr Courmont.

Régnant partout en pays conquis, la tuberculose n'épargne personne, frappant, indistinctement, jeunes et vieux, riches ou pauvres, exerçant, toutefois, plus particulièrement ses ravages chez ces derniers.

C'est qu'en effet, « tous ceux qui peinent le plus dans la vie paient lourdement l'impôt tuberculeux (1) ».

L'activité dévorante, les conditions pénibles de l'existence moderne, trop insoucieuse encore, malgré les progrès accomplis, de l'hygiène sociale, font de l'ouvrier et du travailleur des proies faciles pour la tuberculose.

Surmenage, ignorance ou mépris de l'hygiène, alcoolisme, misère, voilà les grands facteurs, les grandes causes de tuberculose, agissant quelquefois séparément, le plus souvent s'aidant mutuellement et concourant ensemble à faire, non seulement du descendant de tuberculeux, mais même de l'homme sain et sans tare, un autre tuberculeux, « aboutissant et recommencement de tuberculose ».

Aussi généralisée dans ses causes et dans ses effets, la tuberculose nous apparaît donc comme un véritable péril social. C'est le poison qui, lentement, mais sûrement, frappe mortellement l'humanité entière.

« Il s'agit d'une affaire de vie ou de mort, tout simplement pour les peuples d'Europe. La tuberculose, quelle que soit sa localisation est bien la maladie parasitaire par excellence, celle qui désagrège les races comme les individualités affaiblies : c'est « le mal de misère » idéal, le réactif spécifique de la fin d'un monde et la ques-

____

(1) LANDOUZY, *Loco citato*, p. 72.

tion est formellement posée à ce lambeau d'humanité :
l'heure est-elle donc venue de disparaître (1) ? »

*
* *

Pendant longtemps impuissants, les peuples sont
restés impassibles devant les terribles ravages de la tuberculose. Nos pères la considéraient comme une maladie
essentiellement héréditaire, contre laquelle, par conséquent, on ne pouvait lutter. On s'endormait « dans la
douce foi d'un mystère impénétrable », et le fléau pour-
suivait tranquillement son œuvre, au milieu d'une indifférence générale qui n'avait d'égale que l'impuissance
absolue dans laquelle on se trouvait vis-à-vis de lui.
Encore faut-il se demander lequel était préférable de cette
indifférence ou de l'enthousiasme qu'on eut, parfois, pour
la maladie, comme, par exemple, au siècle dernier où,
étrange aberration ! être poitrinaire était à la mode et de
bon ton !

Il nous faut arriver au 5 décembre 1865, date mémo-
rable où Villemin (2), professeur au Val-de-Grâce, fit à
l'Académie de médecine une communication retentissante;
relatant les résultats d'une série d'expériences faites par lui
et démontrant que la tuberculose était non seulement *contagieuse,* mais encore qu'elle l'était par l'intermédiaire des
crachats desséchés. Précieuse découverte qui, battue en

---

(1) M. Letulle. Croisade contre la tuberculose, in *Presse médicale*
du 27 janvier 1900.

(2) Villemin. Cause et nature de la tuberculose. *Bulletin de l'Acad.
de méd.,* 5 décembre 1865.

brèche par quelques-uns, corroborée par d'autres, et notamment par Cornet, ne devait cependant triompher de l'obstination et des doutes de ses adversaires que beaucoup plus tard, en mai 1882, lorsque l'Allemand Koch découvrit le bacille de la tuberculose.

« Le soldat phtisique, avait dit Villemin, est à son voisin de chambrée ce que le cheval morveux est à son compagnon d'écurie. » La découverte de Koch venait, 17 ans après, donner raison à l'éminent professeur.

A ces notions de *contagiosité* et d'*évitabilité* de la tuberculose, qui étaient la conséquence des recherches de Villemin, vint s'adjoindre celle de sa *curabilité*.

Nous n'avons pas à entrer ici dans de longs développements à ce sujet. Qu'il nous suffise de dire que cette notion de curabilité, entrevue dans l'antiquité par Hippocrate, Gallien, Celse, etc., a été confirmée par les travaux des anatomo-pathologistes : Laënnec, Andral, Carswell, Natalis Guillot, Cruveilher, Beau, Hérard, Cornil, Charcot, Letulle. « Quant à moi, dit le Pr Brouardel (1), qui, à la Morgue de Paris, pratique fréquemment les autopsies d'individus morts accidentellement je puis affirmer que dans la moitié des cas, si l'individu autopsié habite Paris depuis une dizaine d'années, je trouve des lésions tuberculeuses guéries soit par transformation crétacée, soit par cicatrisation fibreuse. » Et le Pr Grancher a pu dire, lui aussi, « que la tuberculose était la plus curable des maladies chroniques ». Les cliniciens eux-

---

(1) P. BROUARDEL. La lutte contre la tuberculose, p. 110.

GEORGES.

mêmes, MM. Jaccoud, Bouchard, etc., ont confirmé cette opinion.

*
* *

Ces importantes découvertes ne devaient pas tarder à porter leurs fruits.

Conscientes enfin du danger qui les menaçait, convaincues que la maladie n'était pas invincible et qu'elles avaient mieux à faire que de témoigner vis-à-vis d'elle une indifférence coupable, les nations ont secoué leur apathie séculaire et ont engagé la lutte contre le redoutable bacille.

Lutte timide et hésitante à ses débuts, elle a pris dans ces dernières années une importance considérable : médecins, savants, gouvernements se sont solidarisés et coalisés contre l'ennemi commun. Une véritable « croisade » s'est organisée contre la tuberculose.

Nous allons voir rapidement ce qu'elle est à l'étranger et en France.

La lutte antituberculeuse à l'étranger et en France.

Il importe, tout d'abord, de remarquer que les moyens mis en œuvre pour lutter contre la tuberculose ont varié dans les deux grands pays, qui ont été, en somme, les premiers à entamer cette lutte : l'Allemagne et l'Angleterre.

C'est en 1859, que Hermann Brehmer eut l'idée de traiter les tuberculeux dans des « établissements fermés »,

dits « sanatoriums », et qu'il fonda le premier établissement de ce genre à Gœrbersdorf. Quelques années plus
tard, en 1876, son élève, Dettweiler, en fondait un autre
à Falkenstein, près de Francfort.

En 1887, au congrès de médecine de Wiesbaden,
Detweiler exposait les brillants résultats obtenus par le traitement « *hygiéno-diététique* » dans la phtisie pulmonaire,
et à partir de ce moment le mouvement antituberculeux
en Allemagne prit une extension formidable.

« C'est qu'en Allemagne, moins que partout ailleurs,
les succès des sanatoriums pour riches ne pouvaient ne
pas conquérir à la triade thérapeutique en établissements
fermés, à la fois les médecins et les offices d'assurances,
puisque ces offices ont, dans l'Empire, à indemniser les
ouvriers frappés de maladie ou d'invalidité (1). »

Il ne rentre pas dans notre cadre de nous arrêter longuement sur cette institution des caisses d'assurances
allemandes, œuvre de Guillaume I⁽ᵉʳ⁾ et de Bismarck et
créées par une loi datant de 1883.

Nous dirons seulement que la lutte antituberculeuse,
en Allemagne, est intimement liée à leur création : « elle
a été, pour ainsi dire, la conclusion forcée à laquelle ont
été acculées ces grandes institutions sociales (2). »

Mais, dans ce formidable mouvement il faut réserver
aussi une place à l'État, aux communes, aux districts,

---

(1) P. BROUARDEL et LANDOUZY. Rapport lu à l'Acad. de méd., séance
du 4 juillet 1899, in *Presse méd.*, n° 53, 1899.

(2) Jean-Ch. ROUX. Les mesures de défense sociale contre la tuberculose. Rueff, 1902.

aux provinces, aux associations nombreuses et puissantes qui se sont formées contre la tuberculose et qui ont contribué pour une large part à doter l'Allemagne des nombreux sanatoriums qu'elle possède à l'heure actuelle.

« L'Allemand lutte contre la tuberculose par le sanatorium », mais il ne faut pas oublier qu'il ne néglige aucun des autres moyens qui peuvent lui assurer le succès.

Dans les hôpitaux ordinaires on cherche à réaliser le plus possible le *traitement des phtisiques,* à les *isoler,* « soit en construisant des pavillons spéciaux, soit en leur réservant des salles. On construit même des hôpitaux suburbains pour les gens atteints de tuberculose ou d'autres maladies chroniques, afin de débarrasser les hôpitaux urbains et de placer en même temps ces malheureux dans les meilleures conditions d'hygiène (1) ».

L'éducation populaire, la propagande sont faites activement par ces associations dont nous parlions tout à l'heure et notamment par le puissant *Deutsche Central Comite zur Errichtung von Heilstätten für Lungenkranke* sous le protectorat de Sa Majesté l'Impératrice d'Allemagne et la présidence du comte von Posadowsky-Wehner et avec le Dr G. Pannwitz comme secrétaire général.

De nombreuses *policliniques,* véritables dispensaires de consultation, fonctionnent ou fonctionneront bientôt à Berlin, Breslau, Kiel, Göttingen, et dans les grands centres universitaires.

Les pouvoirs publics et l'*Office Impérial de santé*

---

(1) Dr Van Ryn. Rapport au *Congrès de Londres,* 1901.

s'efforcent de répandre partout et de vulgariser l'hygiène sociale.

Avec une aussi formidable organisation, l'Allemagne a diminué sa mortalité de 10 pour 100.

*
* *

L'Angleterre a envisagé la lutte contre la tuberculose d'une autre façon. Tous ses efforts se sont portés sur l'assainissement et l'hygiène du logement. « Vous, messieurs les Anglais, disait M. le Pr Brouardel (1) au congrès de Londres, en 1901, vous avez en 1836, il y a près de soixante-dix ans, édicté une loi pour favoriser la construction de maisons salubres. Depuis lors votre zèle ne s'est pas ralenti. Votre législation compte plus de dix *acts* par lesquels, avec une persévérance admirable, vous avez assaini le logement du pauvre, l'atelier, la ville et le royaume tout entier. »

Si on songe qu'en Angleterre la propriété est très peu divisée, que, par exemple, en 1878, à Londres, près des 4/5 de l'étendue de la ville appartenaient au même propriétaire, on comprendra les excellents résultats que devaient donner et que donnèrent cette série d'*acts*, véritables mesures coercitives qui, surtout de 1851 à 1882 forcèrent propriétaires aussi bien que paroisses ou municipalités à assainir leurs logements ou leurs immeubles.

« Notre travail, dit le Dr Thorne-Thorne en parlant

---

(1) P. Brouardel. *Congrès de Londres*, 1901.

de l'œuvre gigantesque accomplie, s'est borné à l'application des principes connus d'hygiène journalière. »

Ajoutons à cela les hôpitaux d'isolement que possède l'Angleterre depuis 5o ans, les sanatoria qu'elle a construits et qu'elle construit encore. Ajoutons-y les œuvres philanthropiques (Peabody, miss Ottavia Hill) et nous comprendrons comment la mortalité a baissé de 45 pour 100 et comment, à l'heure actuelle, il se fait que l'Angleterre ait la mortalité tuberculeuse la plus faible.

*
* *

L'exemple donné par l'Angleterre et l'Allemagne a été suivi par les autres pays.

En Belgique, depuis 1898, une *Ligue nationale contre la tuberculose* s'est formée, qui, par une active propagande, a réussi à éveiller l'attention publique.

L'isolement se fait dans bon nombre d'hôpitaux, dans des salles ou des pavillons séparés. « Le Conseil des hospices à Bruxelles a fait installer à hauteur du toit, sur une terrasse de l'hôpital Saint-Jean, une galerie couverte où les tuberculeux jouissent des bienfaits de la cure d'air : d'après les rapports de MM. les P[rs] Stiénon et Destrée, les résultats thérapeutiques obtenus jusqu'ici ont dépassé l'attente, malgré la situation défectueuse, au cœur d'une grande ville et malgré la nature d'ordinaire peu favorable des cas de tuberculose qui forment la clientèle des hôpitaux (1). »

---

(1) Dr Van Ryn. *Loc. cit.*

Sous l'énergique impulsion des Drs Putzeys et Malvoz, des dispensaires gratuits fonctionnent à Liège, à Namur, à Bruxelles, à Mons, etc.

*
* *

En Suisse, en Norwège, en Suède, dans le Danemark, la lutte est également engagée, de nombreux sanatoria s'élèvent, de même qu'en Espagne et en Italie.

En Russie, le mouvement a pris également de sérieuses proportions. Grâce à la propagande des *Sociétés des médecins russes de Moscou* et *de Saint-Pétersbourg*, aidées des munificences de l'Empereur, des sanatoria se créent çà et là. Des hôpitaux spéciaux sont construits : l'isolement se fait dans quelques-uns.

*
* *

Après avoir quelque peu tardé, la France, un des pays les plus éprouvés, s'est résolument engagée dans le mouvement général, et dans ces dernières années surtout, la lutte antituberculeuse y a pris une extension considérable.

Il ne faudrait cependant pas oublier qu'il y a 17 ans, le Pr Verneuil fondait l'*OEuvre de la tuberculose*, sous le patronage de MM. Brouardel, Grancher, Potain, etc., et attirait l'attention du public sur la nécessité qu'il y avait de combattre le fléau dont les ravages se faisaient si cruellement sentir dans notre pays. Le premier congrès de la tuberculose eut lieu en 1888. Mais le cri d'alarme jeté par ces savants ne rencontra guère d'écho ; il en fut de même du projet d'*Instructions contre la phtisie,* que Villemin, en 1889, présenta à l'Académie de médecine.

Il nous faut arriver en 1891, année où le Dr Armaingaud, de Bordeaux, fonda la *Ligue française contre la tuberculose,* et commença une active propagande au moyen d'articles de presse, de brochures et de conférences nombreuses (plus de 300 jusqu'à ces dernières années).

Au congrès de la tuberculose, en 1893, L.-H. Petit exposait les opinions de beaucoup de médecins des hôpitaux, au sujet de l'hospitalisation des tuberculeux : tous étaient d'avis que le système existant était défectueux.

En mars 1896 une longue discussion s'engagea à l'Académie de médecine à propos de « l'origine hospitalière de la phtisie pulmonaire ». MM. Jaccoud, Terrier, Debove, Duguet, Tarnier, Nocard, Ferrand, Kelsch, etc., prirent la parole et à la suite de cette discussion et d'un excellent rapport présenté par MM. Bompard et Clairin au Conseil municipal de Paris, le 22 avril, une commission était nommée le 27 avril par le directeur de l'Assistance publique, pour étudier la question.

Les travaux de cette commission, dite « commission spéciale de la tuberculose », durèrent environ 6 mois. Elle tint 5 séances plénières et aboutit à une série de réformes dont nous aurons, ultérieurement, l'occasion de parler.

En 1898, l'Académie s'occupe, de nouveau, de la tuberculose, et après l'admirable rapport de M. Grancher, approuve, cette fois, et recommande la mise en pratique de toutes les mesures préventives connues.

En novembre 1899, les pouvoirs publics entrent dans la lutte. A la suite d'une lettre de M. G. Bompard à M. Waldeck-Rousseau, une commission dite « Commission extraparlementaire de la tuberculose », composée de 71 membres, est nommée.

Savants, économistes, hommes politiques étudièrent ensemble « les moyens les plus propres à combattre la tuberculose, et dont il appartenait à l'État, soit d'assurer, soit de favoriser l'application (1) ». Le travail fut réparti entre cinq sous-commissions.

L'une d'elles demandait dans son rapport que les tuberculeux qui ne peuvent être envoyés dans des sanatoriums « soient toujours séparés des autres malades et toujours placés, quelque atteints qu'ils soient, dans les conditions les plus propres à favoriser leur guérison, ou tout au moins l'amélioration de leur état ».

Nous aurons encore l'occasion de revenir sur l'admirable rapport que M. Letulle, au nom de cette sous-commission, fit à propos de l'*organisation d'un service hospitalier en vue de l'isolement et de la cure de la phtisie pulmonaire*.

Entre temps, de nombreux congrès contre la tuberculose se réunissaient à Berlin (mai 1899), à Naples (avril 1900), à Paris (juillet 1900), à Londres (juillet 1901). La France y était largement représentée, montrant que si elle s'était un peu tardivement lancée dans la mêlée, elle avait à cœur de rattraper le temps perdu.

Entre temps aussi, de nombreuses Œuvres antituber-

---

(1) FAIVRE. *L'Œuvre antituberculeuse*, n° 1, p. 3.

culeuses se formaient. Celle de la « *Préservation antituber-culeuse* » prenait vite sous l'impulsion du Dr Peyrot un essor considérable.

L'*OEuvre des sanatoriums populaires* se fondait sous la direction du Dr Sersiron.

L'initiative privée dotait aussi les principales villes de France de ligues contre la tuberculose, et, résumant tout, le Pr Landouzy donnait à tout le pays le plan de son « *Armement antituberculeux* ».

En mai 1903, le « Bureau international pour la lutte contre la tuberculose » se réunissait à Paris, sous la présidence de M. Casimir-Périer et M. le Pr Brouardel, dans un discours magistral, y exposait l'état de la question dans les différents pays.

Enfin, de nouveau, les pouvoirs publics de plus en plus convaincus qu'ils ne pouvaient pas se désintéresser de ce formidable mouvement, et qu'il était de leur devoir d'y prendre part, sont entrés dans la lutte. Tout récemment (octobre 1903), M. Combes a institué une commission, dite « Commission permanente de préservation de la tuberculose ».

Celle-ci a réparti son travail entre huit sous-commissions, chargées :

1° de l'éducation ; 2° de l'alimentation ; 3° de l'habitation ; 4° du milieu personnel ; 5° du milieu collectif ; 6° des conditions du travail : 7° de la défense collective ; 8° des voies et moyens.

***

En présence de cette levée en masse de notre pays

tout entier contre la tuberculose, il est intéressant et nous sommes en droit de savoir les moyens que tant de bonnes volontés ont mis en œuvre pour le combat et les résultats obtenus.

« La lutte, écrivait récemment M. le Pr Letulle (1), engagée contre la tuberculose en France, depuis plusieurs années déjà, est soutenue par une armée de volontaires dont le courage et le dévouement sont au-dessus de tous les éloges, mais dont les efforts, dépourvus de direction, laissés à l'initiative essentiellement sentimentale des combattants, risquent, si l'on n'y prend garde, de nous conduire aux pires désastres. »

Il est, en effet, incontestable que la marche en avant que nous aurions dû faire s'est trouvée arrêtée par diverses causes. Livrés à nous-mêmes, sans appui des pouvoirs publics qui, nous l'avons vu, ne se sont intéressés à la lutte que depuis ces trois dernières années, nos seules forces ne résultaient, en somme, que de l'initiative privée. « Or, dans notre pays de centralisation outrancière, ayant l'habitude de tout attendre de l'État-Providence, l'initiative privée n'a pas la vigueur et l'audace que nous lui connaissons dans d'autres pays, à régime et à mœurs différentes (2). »

Nous nous empressons d'ajouter que précisément, pour avoir été livrée à ses seules ressources, cette initiative

---

(1) M. Letulle. La lutte contre la tuberculose et l'anarchie médicale, in *Presse médicale* du 14 mars 1903.

(2) Dr E. Percepied. La lutte contre la tuberculose. Extrait de la *Revue médicale du Mont-Dore*, 1903, p. 3.

privée n'en est que plus admirable dans les efforts gran-
dioses qu'elle a faits jusqu'ici.

Mais ce qui a surtout entravé notre marche en avant
« ce sont les divergences et les discussions qui s'en-
suivent, sur les moyens à employer ».

On a trop oublié, ce nous semble, que toutes les armes
de combat que nous avions à notre disposition étaient
bonnes, à condition que l'on sache s'en servir.

Avec cet admirable *armement antituberculeux,* que le
Pr Landouzy a improvisé et si curieusement schématisé,
nous sommes puissamment armés pour la lutte. Que
comprend cet armement?

En première ligne : l'éducation antituberculeuse à
l'école, sous toutes ses formes (ligue du Dr Armaingaud),
populaire (ligue de préservation, dispensaires).

En seconde ligne : le sanatorium et enfin, en troisième
ligne : les hôpitaux spéciaux pour tuberculeux.

Le jour où la cohésion se sera faite entre ces divers
éléments de combat, où l'on sera bien persuadé que leurs
efforts doivent être réunis et que, loin de se nuire les uns
aux autres, ils doivent au contraire se prêter un mutuel
appui et se compléter réciproquement, ce jour-là la question antituberculeuse en France sera presque résolue.

Dans cette lutte sociale, que nous engageons en ce
moment, nous devons envisager l'avenir et ne pas oublier
le présent.

Répandre dès l'école et dans le public les notions
d'évitabilité, de contagiosité et de curabilité de la tuberculose, lutter contre l'insalubrité du logement (loi Siegfried), de la rue, de l'atelier ; répandre, en un mot, ces

notions d'hygiène qui, si elles étaient plus connues et mieux observées, suffiraient à elles seules à enrayer le fléau, améliorer le sort de l'ouvrier, du travailleur, des collectivités, ce sont là des mesures indispensables, dont les résultats ne sont pas douteux : c'est là notre espoir dans l'avenir, mais on ne saurait envisager leur réalisation lointaine ; nous devons agir de suite et énergiquement.

« Dans la lutte contre la tuberculose, dit le Pr Brouardel (1), les moyens prophylactiques sont les armes véritables. Mais lorsqu'un homme est atteint de tuberculose, que devons-nous faire ? »

Trois moyens se présentent à nous : le dispensaire, le sanatorium et l'hôpital.

*
* *

Institution récente (elle ne date que de 1899) et éminemment française (son créateur est le Pr Calmette, de Lille), le *dispensaire antituberculeux* n'a pas tardé à conquérir dans notre armement contre la tuberculose, une place considérable, et bien légitimée d'ailleurs par les immenses services qu'il est appelé à rendre.

Nous ne pouvons ici reproduire, *in extenso*, les nombreuses conditions auxquelles il doit répondre et que M. Calmette a longuement développées devant la Commission extra-parlementaire de la tuberculose. Nous dirons seulement qu'il est destiné « à la *prophylaxie* de la tuberculose par l'éducation hygiénique du peuple et par l'assistance à domicile des nombreux malades qui ne peuvent être admis ni dans les hôpitaux, ni dans les sanatoria de cure ».

---

(1) P. Brouardel. *Presse médicale*, 1903, n° 37, p. 357.

A Lille un de ces dispensaires fonctionne depuis plusieurs années. Paris en possède déjà plusieurs et dans bon nombre de villes de province on s'occupe activement d'en organiser.

*
* *

Le second moyen, c'est le *sanatorium*. C'est, dans « l'armement antituberculeax », le véritable instrument de cure et de guérison de la maladie.

En présence des résultats acquis par les société d'assurances allemandes au moyen du sanatorium on a cru qu'il était le seul moyen de lutte contre la tuberculose et on lui a attribué un rôle qui a été restreint par l'expérience acquise. « On reconnaît aujourd'hui, sans amoindrir en quoi que ce soit son incontestable utilité qu'il doit être réservé (comme établissement d'assistance, bien entendu) aux premières atteintes du mal et, particulièrement qu'il représente la méthode de choix pour cette catégorie de malades qu'on appelle les « prétuberculeux » (Dr Frottier). »

Nous ne pouvons entrer ici dans de longs détails sur les critiques qu'on a faites du sanatorium, pas plus d'ailleurs que sur les arguments qu'on a opposés pour sa défense.

Pour nous le sanatorium, comme les autres éléments de l'armement antituberculeux, a son rôle bien défini, une sphère d'action bien délimitée, et il nous semble que la juste vérité sur lui a été exprimée par le Pr Brouardel, au récent Congrès de Bruxelles : « C'est, dit-il, le meilleur instrument de cure et ne guérit-il que 15 pour 100 des tuberculeux, il n'existe pas un seul traitement qui puisse donner ce résultat : il n'y a pas lieu de demander que l'État prenne l'initiative de construire des sanatoriums : mais, du moins, devons-nous ne pas méconnaître la valeur de l'un des moyens les plus efficaces que nous ayons à notre disposition et dont l'utilisation intéresse surtout la population indigente (1). »

Telle est aussi, sans réserve, notre opinion et d'ailleurs nous n'avons-qu'à constater que c'est également celle qu'on pouvait déduire de l'expérience déjà réalisée, en France, à Angicourt, et qu'a si bien exposée M. le Dr Kuss, l'éminent directeur de ce sanatorium.

*
* *

Il nous reste enfin un dernier moyen de combat contre la tuberculose : c'est l'hôpital.

Alors que dans les préoccupations de ceux qui, dès l'origine du mouvement antituberculeux en France, tracèrent le programme des premières réformes à réaliser, l'hôpital tient le principal, on pourrait presque dire l'unique rôle, on peut s'étonner à bon droit qu'aujourd'hui son nom même soit oublié dans certains des écrits sur la lutte antituberculeuse.

Il était de toute logique, en effet, que dans cette lutte commençante on songeât à utiliser le moyen d'assistance, en somme, le plus répandu et le plus à la portée de tous.

---

(1) *Congrès de Bruxelles. Revue d'hygiène,* septembre 1903, t. XXV, n° 9.

Il était surtout logique de vouloir mettre en pratique
là où les phtisiques pauvres sont appelés à venir en grand
nombre ces notions de contagiosité, d'évitabilité et de
curabilité, que par tous les moyens on s'efforce de répandre
dans la masse.

Au lieu de cela, qu'a-t-on fait ? Rien, ou peu de chose,
en dépit des vœux émis, aussi bien en France qu'à
l'étranger, dans les congrès que dans les commissions
successives !

A l'heure actuelle le rôle de l'hôpital dans la lutte
antituberculeuse est négligé, pour ne pas dire dédaigné.
On ignore que nous avons là un instrument puissant,
prêt, quand nous le voudrons, à entrer en ligne, répon-
dant lui aussi à des indications précises, et qui, loin de
nuire au sanatorium ou au dispensaire, ne peut que favoriser leur tâche et contribuer pour une large part au résultat final.

C'est ce rôle que nous allons étudier, plus longuement, persuadés avec le D<r> Kuss que : « dans ces pro-
blèmes angoissants et complexes, il faut s'abstenir d'idées
spéculatives et de la recherche de l'absolu : il ne s'agit
pas de savoir si on pourra appliquer à tous les tuberculeux les méthodes dont on aura reconnu l'efficacité ; il ne
s'agit pas de savoir non plus si le bien qu'on aura fait à
un malade se maintiendra indéfiniment ; commençons par
faire quelque chose d'immédiatement utile, le criterium
de toute tentative antituberculeuse se trouvant, non dans
de fallacieuses promesses ou de chimériques espoirs, mais
dans l'observation loyale des faits : demandons aux
méthodes que nous emploierons de répondre avant tout

aux besoins actuels et adaptons-les à ces besoins en les modifiant et en les perfectionnant au fur et à mesure des enseignements de l'expérience (1). »

---

(1) G. Kuss. Sanatoriums populaires et dispensaires antituberculeux. *Bulletin médical*, 4 février 1903.

CHAPITRE II

NÉCESSITÉ D'ISOLER LES TUBERCULEUX DANS LES HOPITAUX

Dans un rapport présenté en mai 1902 au Congrès de Toulouse, le Pʳ Grasset (1) s'exprimait ainsi : « La présence de tuberculeux, en grand nombre et à toutes les périodes dans nos salles communes d'hôpital est un scandale tel que je ne vois pas de dépense plus urgente que celle nécessaire pour la cessation de cet état de choses. »

Il n'est pas un de nous qui n'ait pu, malheureusement, constater par lui-même la triste vérité de cette opinion émise par le sympathique professeur de Montpellier.

A Paris, en province, même dans nos plus récents et plus beaux hôpitaux, nous avons tous été témoins de ce lamentable spectacle.

Nous ne reproduirons pas ici les pages admirables et bien connues que le Pʳ Grancher écrivait en 1878, et dans lesquelles il dépeignait le triste sort réservé aux phtisiques entrant à l'hôpital. Nous ne citerons que cette phrase significative : « Avec l'organisation actuelle tous les phtisiques sont traités indistinctement à 2 fr. 93... et ils meurent tous ! »

---

(1) Dʳ Grasset. L'isolement et le traitement des tuberculeux à l'hôpital. Rapport présenté au *Congrès de Toulouse*, mai 1902.

Ce qui existait en 1878, au moment où le Pr Grancher retraçait cette « *Odyssée du phtisique à Paris* », existe malheureusement encore à l'heure actuelle et, il faut bien l'avouer, depuis 25 ans, malgré tout ce qui a été dit, écrit ou publié sur la contagiosité, l'évitabilité ou la curabilité de la tuberculose, l'hospitalisation des tuberculeux est aussi lamentable et aussi défectueuse qu'elle l'était il y a un siècle, aussi bien d'ailleurs à Paris qu'en province. Et si nous ne voyons plus aujourd'hui ces vastes lits où, contre toutes les règles de la plus élémentaire hygiène, s'entassaient pêle-mêle 3, 4 et même 6 malades atteints d'affections différentes, en revanche nous voyons toujours l'encombrement, et peu de salles dont le milieu ne soit occupé par la légendaire rangée de brancards ou de « lits supplémentaires ».

Et, dans cet amas de malades atteints d'affections aiguës nous trouvons toujours çà et là le malheureux phtisique, abandonné à son malheureux sort, suant, toussant, crachant, miné par la fièvre, oublié de tous, quand il ne l'est pas du médecin, pour qui il n'est pas « intéressant » et dont l'attention sera bien mieux retenue par le voisin, typhoïsant ou rhumatisant !

Au milieu de cette indifférence générale la maladie poursuit tranquillement son œuvre. Au bout d'un temps plus ou moins long, si la mort n'est pas venue mettre un terme à ses souffrances et à sa misérable existence, le malheureux phtisique sort, n'ayant retiré de son séjour à l'hôpital qu'un bénéfice hypothétique, mais y ayant, en revanche, laissé des traces de son passage, en contagionnant ses voisins de lit.

Rentré chez lui, il est presque toujours incapable de reprendre son travail. La misère règne au logis, et, là où il lui faudrait trouver air pur, nourriture saine, abondante, et bonne hygiène, le misérable ne trouve qu'un étroit taudis, à peine parfois un morceau de pain et toujours un air confiné, peu souvent renouvelé et rendu encore plus impur par sa toux et ses expectorations incessantes.

Voilà, à l'heure actuelle, la situation qui est faite au tuberculeux pauvre dans la plupart des villes de France !

*
* *

« La loi récemment votée par le Parlement, dit encore le Pr Grasset (1), sur la protection de la santé publique en France, édicte, dès son article premier « les précautions à prendre en exécution de l'article 57 de la loi du 5 avril 1884, pour prévenir ou faire cesser les maladies transmissibles » — et l'administration autorise la promiscuité coupable des tuberculeux avec les autres malades dans les salles d'hôpital, alors que la tuberculose est une maladie essentiellement transmissible et plus particulièrement transmissible aux sujets affaiblis et prédisposés par un autre état morbide ! »

Qu'au lendemain de la découverte de Villemin, l'idée de contagiosité de la tuberculose ait rencontré ses détracteurs et ses contradicteurs, il n'y a là rien qui doive nous surprendre. La tuberculose avait toujours été jusqu'à ce jour considérée comme une maladie « quasi mystérieuse »

---

(1) Dr GRASSET. *Loc. cit.*, p. 13.

soumise, pour ainsi dire, aux lois de l'hérédité, contre laquelle on ne pouvait rien. Et, du jour au lendemain, proclamer que cette maladie est contagieuse et, conséquemment, évitable, il y avait là, avouons-le, matière à longues discussions, bien légitimes d'ailleurs : la science n'avancerait pas si les découvertes qu'on y fait étaient acceptées trop facilement et sans contrôle.

« Une maladie ne se laisse pas extirper sans résistance. Par le fait qu'elle existe elle est une force et tient sa place dans le monde (1). »

Mais quand, en 1882, Koch découvrit son bacille, les derniers doutes disparurent et les plus sceptiques furent bien obligés de se rendre à l'évidence.

Depuis cette époque, cette idée de contagiosité a fait son chemin : du milieu médical, elle s'est répandue peu à peu et a commencé à pénétrer dans la masse. A l'heure actuelle elle n'est mise en doute par personne. Elle est la base du mouvement antituberculeux et c'est en étant bien convaincus que la tuberculose était contagieuse et évitable que les peuples ont enfin secoué leur indifférence et ont engagé la lutte.

Depuis que cette lutte est commencée on s'est évertué à répandre dans tous les milieux les notions les plus élémentaires de l'hygiène. Pouvoirs publics, grandes agglomérations, collectivités sont entrées dans le mouvement et s'efforcent d'assurer à leurs membres l'hygiène du logement.

Et nos hôpitaux, qui devraient servir d'exemple et de

______

(1) Duclaux. Hygiène sociale.

modèle, nous donnent au contraire le triste spectacle que nous avons tous vu.

« C'est une honte et une illégalité (1) ! » On enseigne « tous les jours aux élèves les précautions à prescrire pour diminuer le plus possible les chances d'extension de ce fléau tuberculeux dans les familles et dans la population » ; on leur recommande « de défendre expressément que personne couche dans la chambre d'un tuberculeux — et, dans nos hôpitaux cliniques, d'enseignement, » on leur montre « les tuberculeux couchés au milieu des autres malades » !

Et le Pr Grasset ajoute : « A Montpellier, où nous avons un hôpital modèle et dont nous sommes fiers, je n'ose pas faire parcourir mes salles aux médecins étrangers ; j'ai honte de leur montrer mes tuberculeux à côté de mes ataxiques et de mes hystériques ! »

* * *

L'hospitalisation des tuberculeux dans les services généraux de médecine telle qu'elle est encore comprise à l'heure actuelle est un non-sens et un crime. Le tuberculeux est en effet un danger pour les autres malades et ces derniers eux-mêmes en sont un pour lui.

Il est un danger pour les autres : semant partout avec lui les germes de sa maladie, il voisine avec des typhiques, des pneumoniques, des rhumatisants, affaiblis par de longues souffrances et par des maladies fertiles en com-

---

(1) GRASSET. *Loc. cit.*, p. 13 et 14.

plications. Le redoutable bacille trouve là un terrain à sa convenance et sur lequel il ne tarde guère à se développer.

Les autres sont un danger pour lui : dans nos salles de chirurgie moderne, de quelles précautions n'entoure-t-on pas le blessé ou l'opéré? Et si la chirurgie a fait de si grands progrès, n'est-ce pas grâce à l'antisepsie et à l'asepsie, aidés d'une bonne hygiène ?

« Le malade atteint de tuberculose pulmonaire peut être comparé à un blessé porteur d'une plaie découverte que tous les germes et toutes les poussières flottant dans l'atmosphère viendront souiller et infecter (1) ».

Affaibli, ruiné par la maladie, il est tout autant menacé par le phtisique son voisin que ce dernier l'est par lui. C'est un lieu de moindre résistance sur lequel viendront se greffer avec la plus grande facilité les autres maladies.

Échange de mauvais procédés dont le résultat n'est pas à notre honneur !

Et dans ce lamentable état de choses que devient le bénéfice que le tuberculeux pourrait retirer de son séjour à l'hôpital ?

Nous ne sommes plus au temps, où le phtisique était un être fatalement condamné à mort. Aux notions de contagiosité et d'évitabilité de la tuberculose s'est adjointe celle de sa curabilité.

« Par bonheur le traitement effectif de la tuberculose pulmonaire est aujourd'hui bien connu ; basé sur une expérience universelle, le moyen de guérir à coup sûr la

---

(1) G. SERSIRON. *Thèse*, Paris, p. 31.

« maladie de poitrine » est aussi simple que précis : il suffit au malade de vivre quelques mois dans le repos le plus complet, physique et moral, au grand air pur, en s'alimentant d'une manière très généreuse (1). »

Ce n'est certes pas dans les hôpitaux actuels que le tuberculeux trouve ce repos si précieux, pas plus qu'il n'y trouve d'ailleurs l'air pur, si nécessaire à ses poumons. Que dire enfin de la nourriture qu'on lui sert uniformément et parcimonieusement, et si peu faite pour relever ou exciter son appétit chancelant?

En entrant à l'hôpital, le tuberculeux n'a même pas le droit d'espérer, comme les autres malades, en sortir, sinon guéri, du moins amélioré.

*
* *

Dans le formidable combat, que notre pays s'est enfin décidé à livrer à la tuberculose, les moyens d'action, nous l'avons déjà dit et nous ne saurions trop le répéter, sont nombreux. Mais combien nombreuses aussi les divergences d'opinion sur l'efficacité de tel ou tel moyen.

Tout le monde est convaincu de la nécessité de la lutte, convaincu aussi que cette lutte doit être acharnée, à outrance et que l'ennemi doit être pourchassé jusque dans ses derniers retranchements. Mais quand il s'agit d'entrer en ligne, les discussions commencent, se prolongent, « devient et s'écartent de l'idée générale », au grand détriment de cette dernière.

---

(1) LETULLE. *L'OEuvre antituberculeuse*, n° 1.

Heureux encore quand, dans ces joutes oratoires ou épistolaires, la mauvaise foi ne vient pas se mettre au service de la mesquinerie ou d'une question de personnalité.

« Et au milieu de toutes ces discussions on oublie un peu trop que les tuberculeux pauvres restent sans secours efficace, que les faibles efforts tentés jusqu'à présent demeurent stériles, parce qu'ils ne sont pas coordonnés et rationnellement utilisés, qu'il y a des milliers de malheureux qui attendent en vain le secours bruyamment annoncé et, dans cette attente, continuent à désespérer et à semer la contagion autour d'eux. »

Car, si dans la lutte engagée contre la tuberculose il est des points sur lesquels les opinions peuvent diverger, il en est, tout au moins un, qui ne peut guère rencontrer de détracteurs : c'est l'idée même « d'isoler les tuberculeux avancés qui demandent un lit d'hôpital ».

Cet isolement s'impose : tant qu'il ne pourra être fait d'une manière convenable, l'Œuvre antituberculeuse sera incomplète.

Vouloir lutter contre le fléau en négligeant ce moyen de combat serait chose coupable.

Bien mauvais tacticien, dirions-nous d'un général qui, pour combattre un ennemi, lancerait son armée à sa poursuite, sans s'inquiéter si cet ennemi n'a pas laissé derrière elle quelques-uns de ses détachements, qui la harcèleront sans cesse, entraveront sa marche en avant et pourront, à un moment donné, l'immobiliser complètement.

Et n'oublions pas qu'en isolant les tuberculeux indigents et en les hospitalisant nous accomplirons un devoir, à la fois, social et humanitaire. Chaque malade hospitalisé n'est-il pas un foyer de tuberculose éteint ? Ne sont-ce pas des milliards de bacilles enlevés à la circulation et, partant, autant de chances de moins de contagion pour les autres ?

*
* *

En résumé, l'isolement des tuberculeux dans les hôpitaux s'impose au même titre que l'isolement de tout contagieux.

Il répond, à notre avis, à la nécessité d'une défense dont l'étendue dépasse les limites de l'hôpital même : c'est une mesure d'urgente protection pour le tuberculeux lui-même, pour les autres malades et pour la collectivité tout entière.

CHAPITRE III

IMPORTANCE DE L'HOPITAL DANS L'ARMEMENT ANTITUBERCULEUX

Nous examinerons dans un instant ce que devrait être, à notre avis, le service d'isolement des tuberculeux dans un hôpital, et, pour cela, nous supposerons, ce que nous espérons voir bientôt, l'organisation antituberculeuse déjà réalisée.

Il est de toute évidence, en effet, que rien ou presque rien n'étant encore effectué à l'heure actuelle, l'importance que nous donnons à l'hôpital dans l'armement antituberculeux n'est pas contestable pour le moment.

En envisageant la question comme nous venons de le faire, nous voulons laisser voir, dès ce début, que nous avons principalement pour objet de déterminer les modifications de détail que devraient subir les *hôpitaux existants* en vue de l'hospitalisation des phtisiques.

Nous dirons, en effet, qu'il suffirait bien souvent d'aménager des installations déjà existantes pour accomplir un sensible progrès sur l'état de choses actuel et nous nous réservons de discuter l'opportunité de l'Hôpital-Asile de phtisiques, lorsque, nous trouvant en présence d'hôpitaux insuffisants pour la population qu'ils ont à desservir, le problème se posera d'*agrandir* ou de *créer*.

Mais avant d'exposer quelles conditions doit remplir ce service d'isolement des tuberculeux à l'hôpital, il convient de bien spécifier d'abord quel rôle, parmi les instruments d'assistance, nous réservons, en somme, à l'hôpital dans la lutte antituberculeuse.

*
* *

Le sanatorium, avons-nous dit, ne doit recevoir que les malades, sinon toujours les moins atteints, du moins les plus curables, ceux pour lesquels le sacrifice consenti doit rendre, *a priori*, un bénéfice presque certain : c'est donc le plus petit nombre.

Au dispensaire est dévolue, ainsi que nous l'avons exposé, l'action extérieure. Son rayon spécial comporte la *prophylaxie*, la propagande, l'éducation hygiénique. Mais aussi son créateur, le Pr Calmette, a bien fait ressortir que, possédant comme première attribution d'*aller au-devant du malade*, de *dépister* la tuberculose « le dispensaire de prophylaxie antituberculeuse, tel que nous en concevons le fonctionnement... doit servir de *grille* pour ne laisser aller au sanatorium que des tuberculeux presque sûrement curables. Il doit aussi, lorsque le tuberculeux quitte le sanatorium, le prendre en charge, l'assister si besoin est, et continuer sa surveillance hygiénique. Il doit enfin étendre son assistance et sa surveillance à tous les tuberculeux non sanatoriables, qui sont légion (1) ».

Nous ajouterons, de notre côté, que nous comptons également sur lui pour diriger le tuberculeux sur l'hôpital, chaque fois que cela devient utile. Car il est facile de

---

(1) CALMETTE. Le dispensaire Émile Roux à Lille, in *La lutte antituberculeuse*, 28 février 1903, p. 17.

se rendre compte que si le dispensaire s'adresse à des malades de toutes les catégories et de tous les degrés, s'il leur prodigue, au nom de la prophylaxie, des conseils dont ils doivent les premiers bénéficier, sa prétention, toutefois, ne vise nullement à la thérapeutique.

Celle-ci devient-elle nécessaire, le malade est dirigé, suivant son état et ses dispositions personnelles, vers le sanatorium, vers le bureau de bienfaisance ou vers l'hôpital.

*
* *

La clientèle du sanatorium et l'œuvre du dispensaire étant ainsi déterminées, quels sont donc les tuberculeux désignés pour l'hôpital ?

D'abord, d'après ce que nous venons de dire, tous ceux qui réclament un traitement suivi et que le sanatorium ne peut ou ne doit pas recevoir.

Puis tous ceux dont le logement par trop insalubre ou par trop encombré exclut toute idée d'une prophylaxie possible à domicile.

Et enfin tous ceux, sans distinction, qui voudront bien entrer d'eux-mêmes à l'hôpital, ou qu'on pourra décider à y entrer.

*
* *

Parmi les malades de la première catégorie, on peut rencontrer des tuberculeux à tous les degrés. Que signifie, en effet, cette nécessité d'un traitement suivi, dont nous avons parlé ?

Elle se conçoit, sans conteste, lorsqu'il s'agit de tuberculeux dans le cours d'une poussée aiguë, avec fièvre, nécessitant une médication.

Elle se conçoit également pour le phtisique avéré qui, toussant et crachant nuit et jour, sollicite à grands cris le seul soulagement que lui réserve la médecine : l'opium et quelques adjuvants. Mais combien sont nombreux encore ceux à qui le traitement est nécessaire !

Car, enfin, serait-ce une naïveté de prétendre qu'en principe tout tuberculeux a besoin de soins, de certains soins, et, surtout, le plus tôt possible ?

Or, étant admis que, à part les cas aigus ou les désespérés dont nous venons de parler, les seuls soins efficaces consistent à procurer aux tuberculeux de l'air pur, le repos physique et moral et une alimentation substantielle, où rencontreront-ils cette trilogie complète ? Au sanatorium assurément, mais combien y seraient accueillis ? Quelques-uns seulement.

A tous les autres ; au débutant averti par une hémoptysie subite et qui s'inquiète ; à l'ouvrier qui s'aperçoit qu'il s'affaiblit, que son appétit et ses forces diminuent et qui sent la nécessité du repos ; à tous ceux-là enfin à qui le régime hygiéno-diététique peut procurer la guérison, ou tout au moins une amélioration notable, l'hôpital doit ouvrir immédiatement et largement ses portes.

Il faut donc qu'il possède les moyens de mettre ce régime en pratique dans la mesure du possible.

*
*   *

La deuxième catégorie de malades que nous enverrons

à l'hôpital se compose de tous ceux dont le logement est d'une insalubrité irrémédiable, ou trop encombré.

N'oublions pas que cette insalubrité du logement est un des grands facteurs de la tuberculose. « La maison insalubre est le foyer où se cultive et d'où rayonne la tuberculose (1). »

Au dispensaire incombe la tâche de faire la guerre au taudis. Mais il est des cas où, vraiment, la lutte devient impossible.

A Lille, au dispensaire Émile Roux, le Pr Calmette, quand la désinfection du logement n'est pas jugée chose suffisante, fait chaque fois qu'il le peut, déménager ses assistés et dans ces cas « d'extrême insalubrité » le dispensaire leur procure un autre logement, dont il paye le loyer pendant les premiers mois. Mais il est bien certain que là où le budget d'un dispensaire sera plutôt restreint et où l'on sera forcé, par conséquent, de limiter les dépenses, il arrivera des cas où il n'y aura pas d'autre conduite logique à prendre que d'inviter, avec toute la persuasion la plus patiente, le contagieux à évacuer le milieu où il se trouve et à entrer à l'hôpital.

*
* *

Enfin l'hôpital sera appelé à recevoir *tous* ceux qui voudront bien y entrer.

Dans la prophylaxie de n'importe quelle maladie contagieuse il y a un principe dominant : c'est l'isolement.

Or « l'hôpital, en abritant le plus grand nombre possible

---

(1) P. Brouardel. La lutte contre la tuberculose, p. 43.

de tuberculeux dans ses services d'isolement, est d'une utilité incontestable pour ceux-ci et, au point de vue de la prophylaxie, supprime autant de foyers de tuberculose qu'il y a de tuberculeux hospitalisés. Il n'aura donc jamais trop de lits à offrir, il ne devrait jamais être encombré » (Dr Frottier). Il doit être pourvu du nombre de lits nécessaires pour hospitaliser tout tuberculeux qui s'y présente. Il serait pénible d'avouer qu'à l'heure actuelle où, par tous les moyens, on s'efforce de lutter contre la tuberculose, il serait pénible d'avouer, disons-nous, qu'un phtisique s'offrant de lui-même à être soigné, et par conséquent isolé, a pu se voir refuser l'entrée d'un hôpital.

*
* *

De ces quelques considérations nous devons conclure qu'en réalité les tuberculeux désignés pour l'hôpital représentent le plus grand nombre.

Mais, ne manquera-t-on certainement pas de nous objecter, si l'hôpital accapare ainsi tant de tuberculeux, que restera-t-il pour le dispensaire et que devient alors son utilité ?

Ce serait une erreur de croire pourtant qu'il suffirait à l'hôpital d'offrir aux tuberculeux la place et les installations nécessaires pour les voir tous affluer sous son toit. « Il y aura toujours, quoi qu'on fasse, un certain nombre de malades, même indigents, qui refuseront de venir à l'hôpital. Pourquoi ? Peur de l'hôpital, désir de travailler jusqu'au dernier moment, de ne pas quitter leur famille ? Peu importe, le fait est avéré (Dr Frottier). » Même lorsque l'hôpital sera en état de recevoir tous les tuberculeux qui voudront bien y entrer, le dispensaire aura encore fort à faire et conservera précisément la tâche la plus délicate en s'occupant de ceux qui refuseront d'y venir.

C'est ce que constatait M. le Dr Frottier lorsqu'il écrivait : « Il faut bien reconnaître qu'en n'offrant autrefois aux malades que ces deux modes d'assistance : l'hôpital ou le sanatorium, nous laissions de côté, c'est-à-dire non seulement sans secours, mais aussi sans conseils et sans direction, l'immense quantité de ceux qui, préférant rester chez eux, se nuisent à eux-mêmes, contaminent leur entourage et perpétuent les foyers tuberculeux.

« Or, ceux-là, les dangereux, comment les atteindre ? Si nous pouvons, avec de la patience, des encouragements et surtout par les preuves quotidiennes de l'intérêt réel que nous leur portons, gagner la confiance des malades qui viennent à nous, les éduquer, en faire même des propagateurs des doctrines hygiéniques, comment convertir ceux qui, obstinément, refusent de nous entendre ?

« Les brochures, les conférences, les affiches, les efforts d'éducation sous toutes les formes sont des moyens excellents qu'il importe de ne pas négliger, parce qu'ils porteront leurs fruits plus tard, mais dont l'effet moral ne parvient pas jusqu'au malade enfermé dans le logis familial, en dépit de la misère qu'il y aggrave, du manque de tout, de soins comme de la nourriture suffisante.

« Logiquement, il n'y avait qu'une solution possible : *aller à eux*, les soigner chez eux.

« Telle fut l'idée émise par le Pr Calmette à la commission extra-parlementaire de la tuberculose, et qu'il eut surtout le grand mérite de mettre aussitôt en pratique, en organisant son dispensaire Émile Roux, à Lille (1). »

Il ne saurait donc exister de concurrence entre ces deux éléments de l'armement antituberculeux ; tout au contraire, le rôle de chacun d'eux reste absolument bien délimité.

Combien de fois, en voyant sortir un malade amélioré de notre service, n'avons-nous pas émis le regret que notre dispensaire antituberculeux n'existât pas encore pour l'accueillir à sa sortie, le suivre au dehors, le surveiller pour qu'il ne perde pas par négligence et oubli des principes d'hygiène qu'on lui a inculqués, le bénéfice acquis par un traitement de plusieurs mois à l'hôpital !

La collaboration constante du dispensaire et de l'hôpital nous fait prévoir dans l'avenir les plus heureux résultats.

*
* *

Avant d'entrer plus loin dans notre sujet, nous devons encore nous arrêter un instant.

Le Dr Sersiron, dans la thèse remarquable qui marquera toujours dans l'histoire des débuts de la lutte antituberculeuse en France, émettait contre l'hôpital plusieurs arguments que nous devons examiner :

1° L'hôpital, démontre-t-il, n'offre au tuberculeux que les moyens de traitement opposés ou contraires aux indications thérapeutiques tirées de sa maladie ;

---

(1) Dr Frottier. Les dispensaires antituberculeux. *Revue médicale de Normandie,* n° du 25 novembre 1901.

2° Les phtisiques encombrent les hôpitaux au détriment des autres malades qu'ils contagionnent. Ils s'y contagionnent eux-mêmes. Ils dépensent sans résultats de
grosses sommes qui, normalement, doivent être affectées
aux malades des services généraux (1).

C'est absolument juste si on considère qu'il s'agit ici
des hôpitaux parisiens.

Il est bien certain que dans une grande ville comme
Paris, l'hospitalisation des tuberculeux, telle que nous la
concevons, c'est-à-dire comportant non seulement l'isolement mais aussi le traitement, ne laisse pas que de pré-
senter des difficultés : l'air pur fait défaut ; les conditions
hygiéniques sont moins bonnes.

« Nos hôpitaux, dit le Pr Letulle (2), entourés de
hautes maisons regorgent et regorgeront toujours de
tuberculeux chroniques. L'aménagement y est défectueux,
l'espace libre manque autour des pavillons ; d'ailleurs
dans Paris les arbres eux-mêmes disparaissent comme les
jardins ; la cité de pierre qui s'élève de toutes parts et
emplit nos poumons de poussières pathogènes rend le
séjour à Paris dangereux pour tous, à plus forte raison
pour les bronches infectées par le bacille de Koch. »

C'est encore de Paris qu'il s'agit lorsque le Dr Sersiron
dit : « Il arrive pour les hôpitaux et pour les phtisiques
qui y sont soignés ce qui se produit pour la population
urbaine tout entière ; une accumulation, une condensa-
tion par trop considérable dont tout le monde souffre.

---

(1) G. Sersiron. *Thèse*, Paris.
(2) M. Letulle. *Presse médicale*, 14 mars 1903.

L'état de choses actuel n'est plus tolérable et il faut que nous imitions pour nos malades l'exode des citadins qui se produit de plus en plus vers la banlieue où ils se réfugient. Il faut que nous fassions éclater à tout prix cette odieuse ceinture de pierre et de terrassements qui presse sur le cœur généreux de Paris et qui l'étouffe (1). »

Encore faudrait-il ne pas oublier que, dans un de ces hôpitaux, le plus aéré, c'est vrai, M. Letulle a jugé utile de faire faire la cure d'air à un certain nombre de tuberculeux.

Les résultats cependant, et de l'aveu même de l'éminent professeur, ne sont pas en rapport avec les efforts dépensés. Nous aurons l'occasion d'y revenir. Et, malgré tout, dit encore M. Letulle, (2) « sur le nombre de grands phtisiques qui me sont confiés, quelques tuberculeux m'arrivent encore peu avancés, parfois même au début de leur mal et sur ceux-là j'ai prise... Bien plus, la phtisie ouverte trouve dans mes salles, bien souvent, une accalmie réelle qui se manifeste non seulement par la disparition de la fièvre, mais encore par une augmentation de poids réelle, parfois même considérable ».

Dans les hôpitaux de province la situation est le plus souvent meilleure. Mais dans tous, quels qu'ils soient, on devrait posséder une installation, aussi modeste soit-elle, permettant la cure d'air à un certain nombre de tuberculeux. Non pas que nous ayons en ce moment la prétention de réaliser une cure véritablement complète, mais

____

(1) G. Sersiron. *Thèse*, Paris, p. 46.
(2) M. Letulle. *Presse médicale*, 16 juin 1900.

parce que nous sommes persuadés qu'en quelque endroit qu'il soit, il sera toujours plus profitable au tuberculeux de vivre à l'air le jour, d'habiter la nuit une salle à air renouvelé, que de rester à l'hôpital dans un air confiné, surchargé de miasmes pestilentiels, pire peut-être que celui qu'il respirait chez lui.

Notre conception de la cure d'air à l'hôpital dérive entièrement de cette considération. Aussi notre prétention est-elle des plus modestes et l'on ne saurait, après cette déclaration, nous reprocher de vouloir concurrencer le sanatorium.

Nous sommes entièrement du même avis que M. Letulle pour qui le service hospitalier de tuberculeux ne pourra « jamais être qu'un *demi-sanatorium,* au sens précis et hygiénique du mot ».

Nous verrons d'ailleurs plus loin que certains hôpitaux, dans les grandes villes de province, offrent des conditions véritablement favorables à la cure d'air et pour ceux-là, du moins, son utilité ne peut être mise en doute.

*
* *

Et maintenant, si nous résumons cet exposé de nos idées sur le rôle de l'hôpital, nous voyons donc que :

1° L'hôpital doit être suffisant pour accueillir tous les tuberculeux qui se présenteront à sa porte ;

2° Qu'il doit leur offrir, non pas seulement un lit pour y mourir, mais les moyens de s'y améliorer, si possible même, d'y guérir.

CHAPITRE IV

CONDITIONS QUE DOIT REMPLIR UN SERVICE D'ISOLEMENT POUR TUBERCULEUX

Nous allons voir maintenant quelles sont les conditions que doit remplir le service hospitalier de tuberculeux, pour répondre à ces desiderata.

En ce qui concerne les hôpitaux de Paris, ces conditions sont longuement établies dans le rapport que MM. Grancher et Thoinot présentèrent, le 25 juillet 1896, au nom de la Commission spéciale, instituée par l'administration générale de l'Assistance publique à Paris « à l'effet d'étudier et de déterminer les mesures propres à empêcher la contagion de la tuberculose dans les hôpitaux ».

On y trouve minutieusement tracées les règles qui doivent présider à la construction et à l'organisation de ces services d'isolement :

1° Aménagement de quartiers destinés à l'isolement des tuberculeux dans les hôpitaux ;

2° Règles de l'antisepsie médicale à appliquer dans les quartiers de tuberculeux, et, d'une façon plus générale, dans tous les hôpitaux parisiens : substitution du lavage des parquets (des salles, couloirs, etc.) à la pratique du balayage à sec et du cirage.

Recueil et désinfection des crachats de tous les malades.

Désinfection de tous les objets à l'usage des malades.

Réforme du mobilier des salles.

3° Améliorations à apporter dans le personnel hospitalier.

En 1898, M. le Pr Grancher exposait à nouveau ces conditions dans son rapport à l'Académie de médecine.

Enfin en 1900, le Pr Letulle présentait, à la commission extra-parlementaire de la tuberculose, le programme des réformes à apporter dans l'organisation d'un service de tuberculeux à l'hôpital.

Nous aurons l'occasion dans le courant de ce chapitre de revenir fréquemment sur ces admirables rapports.

* *

Nous ne saurions être plus complet que nos maîtres, et rien ne nous paraît négligeable dans les mesures qu'ils préconisent.

Mais nous voudrions, ainsi que nous l'avons indiqué au précédent chapitre, rendre aussi simple que possible la transformation des hôpitaux déjà existants et faire que partout où cela se peut, les tuberculeux soient *isolés* et *traités*.

Or, rien de plus simple que de réaliser l'isolement, et véritablement nous éprouverions quelque embarras à insister sur ce point si... tous les hôpitaux l'avaient déjà compris.

Mais il n'en est malheureusement pas ainsi, et, à

l'heure actuelle, dans la plupart des hôpitaux français, les tuberculeux sont encore mélangés aux autres malades, dans les salles communes. Et, pour ne citer qu'un exemple à Paris, en dépit des résolutions prises par les commissions, en dépit des vœux émis de toutes parts par les congrès contre la tuberculose, en dépit des rapports dont nous venons de parler, il n'y a, nous le verrons d'ailleurs plus loin, que deux hôpitaux : Boucicaut et Lariboisière, où on ait tenté de pratiquer l'isolement des tuberculeux, de joindre les actes aux paroles.

Partout ailleurs l'hospitalisation du phtisique n'a guère changé de ce qu'elle était encore, il y a dix ans.

« On peut affirmer, écrivait récemment M. Letulle, que plus de 50 pour 100 des lits consacrés dans nos hôpitaux aux maladies aiguës sont occupés par des tuberculeux (1). »

En province, nous le verrons également, les progrès ne sont guère plus sensibles.

*
* *

La grande résolution à prendre avant tout consiste donc uniquement à mettre ensemble les tuberculeux qui se présentent, dans une ou plusieurs salles.

Nous ne reviendrons pas sur ce que nous avons déjà dit du triste sort qui attend le phtisique obligé d'entrer à l'hôpital. Par devoir social et humanitaire nous devons faire cesser l'état de choses actuel.

---

(1) M. LETULLE. *Presse médicale*, 14 mars 1903.

Chose facile d'ailleurs, puisqu'il n'y a qu'à diriger sur
une salle spéciale les tuberculeux qui se présenteront, *au
lieu de les envoyer indifféremment dans n'importe quelle
salle,* au milieu des malades aigus.

Nous admettons même que dans les cas où on ne
pourra faire autrement, cette salle d'isolement puisse être
organisée dans un bâtiment dont l'autre, ou les autres
étages seront occupés par des services de médecine générale. Mais à une condition, c'est que la surveillance y soit
exercée rigoureusement, que le mélange des malades ne
puisse jamais se faire, et que les voies d'accès de cette
salle d'isolement soient absolument indépendantes de
celles des autres salles.

Nous sommes persuadés que cette mesure, si simple
qu'elle paraisse, ne pourrait donner que de bons résultats.
« Dans une salle réservée aux tuberculeux, surtout avec
des chambres contenant peu de lits, on pourra combattre
utilement la phtisie, surtout au début, et, comme dans
les sanatoria, guérir beaucoup de malades (1). »

Il est bien entendu que dans cette salle seront observées toutes les règles d'hygiène et de prophylaxie, appli-
cables à tout isolement de tuberculeux : antisepsie médicale parfaite, lavage des parquets, recueil et désinfection
des crachats, ameublement aussi simple que possible,
facile à désinfecter.

Mais, il ne suffit pas d'isoler, il faut aussi traiter.

« L'*isolement* sans cure est une manifestation déplorable, condamnée d'avance : elle représente pour le public

_____

(1) M. Letulle. *Presse médicale*, 14 mars 1903.

une mesure policière dont la cruauté éclate aux yeux des moins clairvoyants. Certes il faut isoler les tuberculeux dans les hôpitaux, comme il faut y isoler toutes les maladies contagieuses ; mais c'est au prix de la certitude pour les malades de trouver dans cet isolement tous les éléments de la cure hygiénique parfaite et consciencieusement appliquée (1). »

Et on est en droit de nous demander comment nous espérons donner au tuberculeux ainsi isolé le traitement qui lui convient ?

Nous verrons plus loin qu'il est facile, dans quelque hôpital que ce soit, de réaliser ce traitement, dans la mesure du possible, bien entendu, et avec les prétentions modestes que nous avons signalées plus haut.

Au congrès de Berlin, en 1899, le Dr Von Leube (de (Wurtzbourg) estimait « qu'il est préférable de placer les tuberculeux qui sont soignés dans les hôpitaux généraux, dans des salles spéciales. Pour ces salles, dites de *phtisiques*, on choisira dans chaque hôpital les salles les mieux aérées et les mieux éclairées et on y annexera des vérandas, construites spécialement. On pourra également utiliser les jardins des hôpitaux en y construisant des baraques avec des salles de repos afin que les tuberculeux puissent profiter des avantages qu'offre la cure d'air ».

Nous sommes de cet avis et nous croyons qu'on pourra toujours, dans une salle réservée exclusivement à des phtisiques, pratiquer largement l'aération au moyen

---

(1) M. Letulle. *Presse médicale*, 14 mars 1903.

des fenêtres ouvertes ou à vasistas, et bien souvent il ne sera pas impossible, surtout lorsque cette salle occupera un rez-de-chaussée, d'établir une simple véranda, fermée aux deux bouts et où les malades pourront venir se reposer à l'air libre sur des chaises longues.

Nous n'en voulons pour preuve que les heureuses et intéressantee tentatives, que firent, il y a bientôt 20 ans dans les hôpitaux de Paris, MM. Oulmont, Tapret, Mathieu, Moizard.

Quant à la suralimentation nécessaire dans pareil service d'isolement, nous verrons aussi qu'elle peut se faire d'une façon satisfaisante.

Telle est, dans son extrême simplicité, la réforme qu'un grand nombre d'hôpitaux de province pourraient décider, sans beaucoup de frais, du *jour au lendemain*, par une simple délibération des commissions administratives.

*
* *

Mais nous avons dit aussi que tout devra être mis en œuvre pour décider les tuberculeux à venir à l'hôpital, et nous en avons conclu qu'il doit être suffisamment vaste pour n'en refuser aucun.

Or, tous les hôpitaux existants présentent-ils cette condition nécessaire? Non, malheureusement et beaucoup d'entre eux, regorgeant de malades, sont obligés de refuser ceux qui s'y présentent.

Pour que notre hôpital remplisse bien son but, il faut que « l'établissement soit assez largement doté pour que *tous* les tuberculeux puissent y être reçus et traités

aussi *longtemps* qu'il le faudra, quels que soient leur
département ou leur ville d'origine, par cela seuls qu'ils
seront tombés malades ou auront été reconnus tuberculeux dans la circonscription de cet hôpital. Ceci est
capital (1) ».

« Quiconque, dit le Pr L. Spillmann (de Nancy), a
assisté aux consultations gratuites de l'hôpital a pu se
rendre compte de la difficulté de la tâche : la consultation
est envahie par de pauvres malheureux qui aspirent après
leur lit d'hôpital comme après une suprême et ultime
faveur ; ce serait cruel et inhumain de la leur refuser (2).»

« On sait, dit M. Letulle, avec quelle difficulté les
tuberculeux encore peu atteints se décident à cesser tout
travail et à se soigner d'une façon prolongée ; on n'ignore
pas non plus combien, quand la misère les force enfin à
venir à l'hôpital, ils ont de la peine à y trouver un lit ; il
leur faut souvent attendre des semaines et des mois (3). »

C'est à cette insuffisance notoire, là où elle existe, qu'il
faut, de toute nécessité, remédier. « Nous devons faire tous
nos efforts pour que le tuberculeux vienne à nous le plus
tôt possible.

« Pour obtenir cette entrée précoce à l'hôpital, pour
que puisse être institué rapidement le traitement qui n'est
efficace que s'il ne se fait pas attendre, il faut que le tuberculeux ait la conviction que dans un lieu spécial aménagé

---

(1) Grasset. Rapport présenté au *Congrès de Toulouse*, mai 1902,
p. 19.

(2) L. Spillmann. De l'isolement des tuberculeux dans les hôpitaux.
Revue méd. de l'Est, 1902.

(3) M. Letulle. *Presse médicale*, 1903.

pour le traitement de la maladie qui le menace on a tout fait pour lui. Il faut qu'il ait au moment voulu, c'est-à-dire dès le début de la maladie, la persuasion que s'il se soigne, il peut guérir : qu'admis dans l'hôpital spécial il ait la sensation que rien n'a été négligé pour obtenir le succès ; il faut que chaque jour, le médecin, les élèves, le personnel secondaire soutiennent son état moral. La cure a pour base la suralimentation, le repos du corps et de l'esprit ; comment espérer que l'appétit restera suffisant, l'esprit assez calme, si on laisse ce malade s'abandonner au découragement (1) ? »

Deux solutions s'offrent à nous pour remédier à cette insuffisance de certains hôpitaux : *agrandir* ou *créer*.

*
* *

1° Agrandir. — Dans nombre de grandes villes où la densité de la population augmente de jour en jour, il est incontestable que les hôpitaux construits bien souvent depuis de longues années, à des époques où cette population était beaucoup moindre et la morbidité conséquemment plus faible, il est incontestable, disons-nous, que ces hôpitaux sont, à l'heure actuelle, insuffisants pour recueillir tous les malades qui se présentent à leur porte.

Parmi ces hôpitaux eux-mêmes il en est, surtout en province qui, ayant été construits sur de vastes emplacements, trop vastes même, à l'origine, étant donnés les besoins du moment, ont aujourd'hui dans leurs dépen-

---

(1) P. Brouardel. La lutte contre la tuberculose, 1901, p. 150.

dances des terrains inoccupés, leur permettant de s'a-
grandir.

Il est bien certain que pour ces hôpitaux il sera toujours possible de construire de nouveaux pavillons et
de les aménager en vue de l'hospitalisation des tuberculeux.

Et c'est alors que nous devons nous demander à quelles
conditions doivent répondre cette construction et cette
organisation.

Nous ne saurions mieux faire que de nous en rappor-
ter à l'admirable rapport du Pr Letulle, à la commission
extra-parlementaire de la tuberculose, en 1900.

*
* *

« L'organisation d'un service hospitalier, dit M. Letulle, en vue de l'isolement et de la *cure* des tuberculeux
adultes indigents, qui ne peuvent, pour une raison vala-
ble, quitter la ville, doit s'identifier, autant que possible,
à celle du *sanatorium populaire*.

« L'installation et le fonctionnement d'un tel service
doivent, avant tout, être basés sur les quelques principes
suivants :

1° Tout tuberculeux hospitalisé, à quelque période de
la bacillose pulmonaire que ce soit, doit être, jusqu'à la
fin, réputé *curable* et traité comme tel :

2° Son isolement dans le service hospitalier sera organisé toujours en vue de sa protection et de la manière la
plus favorable à son traitement : isolement *pour,* jamais
contre le malade.

« Quelques conditions fondamentales méritent d'être rappelées :

1° L'hôpital de choix doit être sur un point culminant de la ville, non dans un bas-fond. On ne saurait trop rechercher les hôpitaux construits dans les parties saines de la ville, loin des quartiers industriels et des usines ; on assure ainsi aux poitrinaires, outre une atmosphère moins chargée de poussières malsaines, un horizon plus vaste, en même temps qu'une tranquillité plus constante.

ISOLEMENT. — Il ne suffit pas que l'hôpital soit autant que possible isolé, au milieu d'un parc ou de vastes jardins et entouré de rideaux d'arbres, il est encore nécessaire que le *service des tuberculeux* soit isolé des autres services.

« Cet isolement sera, administrativement, aussi parfait que possible : malade, personnel médical et personnel secondaire formeront un groupement spécial, distinct du reste de l'établissement. »

EXPOSITION ET ORIENTATION. — L'exposition et l'orientation des nouveaux bâtiments sont très importantes.

« Les malades sont destinés à suivre à l'hôpital le même traitement hygiénique qu'au sanatorium des champs. »

« Il faut donc choisir les locaux bien orientés, au Sud-Sud-Est, de préférence ou au Sud-Sud-Ouest, de façon à leur accorder, chaque jour et en toute saison, le maximum de lumière et d'ensoleillement. »

Au point de vue de la construction nous préférons le système des pavillons séparés mais nous ne voyons pas d'inconvénient, si on ne peut faire autrement, à ce que le bâtiment ait plusieurs étages.

Ce qui est surtout important, c'est la distribution intérieure du service.

« Règle générale : un service de tuberculeux ne doit pas être grand ; 60 à 80 malades sont un chiffre maximum. Il est bon de noter, en effet, qu'à l'hôpital, on n'aura plus affaire, comme au sanatorium, à des valides qui s'entraînent sans peine au traitement hygiénique, mais bien à un grand nombre de malades avancés, en partie alités, atteints pour la plupart de quelque complication aiguë ou chronique et réclamant du médecin une surveillance méticuleuse et quotidienne.

« Les grandes salles de malades contenant par exemple 20 lits doivent être, autant que possible, évitées. Il y a là une promiscuité douloureuse, une gêne réciproque exercées par des valétudinaires toussant nuit et jour. De plus les contaminations épidémiques, toujours à craindre (grippe, broncho-pneumonie, pneumonie, etc.) ; enfin la mortalité grande, qui frappe à certaines époques de l'année et par « à-coups » les phtisiques habitant en commun, tout plaide contre la grande salle.

« Il est donc nécessaire d'aménager un certain nombre de petites chambres, à 2, 3 ou 4 lits, d'une surveillance facile (chambres vitrées).

« Inutile de revenir ici sur l'installation et les aménagements indispensables à la cure des tuberculeux ; le cubage d'air abondant (40 mètres cubes par lit au minimum), l'aération parfaite (ventilation, fenêtres à triple châssis), le chauffage hygiénique (vapeur d'eau sous faible pression), le carrelage du sol (ou tout au moins la coaltarisation des parquets), la suppression des angles, les portes vitrées permettant une surveillance facile, les lavabos hygiéniques et commodes ; les water-closets bien aérés, chauffés et à chasse d'eau automatique, les bains et les douches à proximité du service sont quelques-unes des conditions essentielles pour l'isolement et la cure des poitrinaires à l'hôpital.

Chambres d'isolement. — Dans un tel service quelques chambres, dites d'*isolement,* à un seul lit, sont nécessaires en vue, soit de la mise à part des moribonds, soit de la séparation des contagieux accidentels (érysipèle de la face, fièvre typhoïde, fièvre éruptive, etc.).

« Un réfectoire et une salle de jeux bien aérés, vastes et en pleine lumière compléteront l'installation du service.

Fonctionnement. — « A l'hôpital, même méthode et même discipline que celle du sanatorium. Trois points sont à signaler d'une façon particulière.

A. « *L'asepsie médicale* doit être aussi parfaite que celle du meilleur sanatorium. Elle doit même y être plus apparente, plus solennelle, les contaminations générales y étant plus aisées et plus directes.

« Les poussières y sont absolument interdites car elles portent avec elles les germes de la tuberculose. La propreté doit cependant être méticuleuse. Défense sévère de balayer et d'épousseter, ordre formel de n'employer que des linges humides, de ne faire que des lavages, répétés autant que besoin en est, pour rendre parfaite la propreté du sol, des murailles et de tous les objets meublants. Tous les meubles doivent permettre le passage des linges mouillés au-dessous d'eux, etc.

« Tous les vêtements des malades sont uniformes, fournis par l'hôpital, en quantité suffisante, à l'entrée du malade dans le service ; ils sont sévèrement surveillés et désinfectés.

« Les mouchoirs et les serviettes sont, en particulier, la propriété de l'hôpital qu'ils ne quittent jamais sous prétexte de blanchissage ; de même pour les gilets de flanelle et autres vêtements du corps. Sitôt contaminés les linges sont, sinon soumis à l'ébullition, au moins immergés dans un liquide légèrement antiseptique. Ils tombent ensuite aussitôt dans des récipients étanches, car leur séjour dans le service est interdit.

« Les crachoirs individuels et les crachoirs généraux sont quotidiennement désinfectés. Les malades sont astreints à ne jamais cracher ailleurs qu'au milieu du crachoir. Ils apprennent à ne pas contaminer de leurs crachats leurs lèvres, les bords des crachoirs, un mouchoir de poche, etc...

« Les visites des étrangers sont réglées et l'entrée des salles n'est autorisée qu'aux personnes revêtues de blouses hygiéniques.

B. *Discipline*. — « La discipline est l'un des éléments les plus importants de la cure. Les malades doivent se soumettre à un règlement intérieur, institué en vue de leur traitement.

« Le médecin directeur du service doit leur donner une *éducation hygiénique* aussi complète que leur permet leur état de santé...

« Il faut qu'à l'hôpital le tuberculeux apprenne à expectorer proprement, sans danger pour lui, ni pour ses voisins, et qu'il fasse redouter aux autres le crachat pathogène, source de toute contamination. »

Voilà, au point de vue de l'isolement, ce que l'on devrait faire dans tout service hospitalier de tuberculeux. Et pour le traitement?

C. *Cure hygiénique.* — « Au service des tuberculeux la triple cure hygiénique (cure d'air, de repos et d'alimentation) doit être complète et réglée ainsi qu'au sanatorium.

« Pour ce qui est de la cure de repos, il n'y a rien à ajouter. Quant à la cure d'air, il demeure bien entendu que dans toute ville, quelque minime que soit son importance, l'air est impur, contaminé tant par les poussières organiques et inorganiques que par les exhalaisons méphitiques qui résultent de la vie en commun, sur un espace restreint, d'êtres humains et d'animaux domestiques, sains ou malades. Aussi le service d'hôpital pour tuberculeux ne pourra-t-il jamais être qu'un *demi-sanatorium,* au sens précis et hygiénique du mot.

« Ceci dit, les conditions du traitement par l'air doivent être identiques à celles mises en pratique au sanatorium proprement dit.

« Les galeries de cure en particulier sont à l'hôpital plus nécessaires encore, si possible, qu'au sanatorium et leur installation avec chaises longues, les sun-box, les vérandas de repos, y sont, de même, obligatoires.

« Des jardins nombreux et calmes sont l'adjuvant nécessaire de la cure d'air et de repos à l'hôpital.

« La cure d'aliments réclame du chef de service responsable devant l'administration, une égale sollicitude et une surveillance tout aussi paternelle qu'au sanatorium.

« La quantité et la variété des mets, les heures des repas, leur nombre exigent un règlement spécial, en désaccord formel, point important à noter, avec les usages administratifs actuellement en vogue dans la plupart de nos hôpitaux de France.

« Les courbes de poids et de température permettent au médecin de suivre les effets de la cure. »

*
* *

2° Il nous reste enfin à examiner le cas où les villes, ne pouvant agrandir leurs hôpitaux, seront forcées d'en *créer* de nouveaux, si elles se décident, chose bien désirable, à considérer l'hôpital comme un élément important de la lutte antituberculeuse.

C'est ici qu'il faut nous arrêter un peu sur la question bien des fois posée de l'hôpital *suburbain* pour phtisiques.

« Même reconstruits dans des conditions meilleures, dit M. le D' Hérard, les hôpitaux de Paris resteront toujours insuffisants pour le traitement des phtisiques, en raison du rôle important que joue l'aération dans la cure de la tuberculose (1). »

---

(1) Brouardel. La lutte contre la tuberculose, p. 146.

Au congrès de Naples (1900), M. le Dr Ausset (de Lille), disait : « Quant aux tuberculeux incurables il faudrait leur construire ou bien un hospice spécial autour des villes, ou leur installer des pavillons spéciaux dans les hôpitaux déjà existants. »

Au congrès de Toulouse (mai 1902) le Pr Grasset émettait cette même opinion : « Une condition nécessaire c'est que les pavillons de tuberculeux soient hors ville, *suburbains,* aux limites de la ville, ou à l'extrémité d'un faubourg, au milieu d'un jardin (1). »

Il est incontestable que si la chose était possible, l'hospitalisation des tuberculeux à la campagne serait l'idéal. Pour les grands centres, Paris en particulier, « la cure d'air pur a été, est et restera longtemps encore le meilleur, le plus sûr moyen de traitement pour les poumons adultérés par le bacille », et nous nous inclinons encore devant l'avis du Pr Letulle lorsqu'il dit : « Votre femme et votre fils deviendraient tuberculeux et l'on vous proposerait le choix entre un lit dans un hôpital de Paris ou un lit dans une maison de santé aux champs, hésiteriez-vous ? Vous l'enverriez sur l'heure loin de Paris (2). »

Les avantages de l'hôpital suburbain sont indéniables. Indépendamment de cet air que les malades y respireraient plus pur qu'à la ville, il y a aussi d'autres considérations plaidant en sa faveur : le terrain pour construire y serait moins cher ; moins cher aussi tout ce qui touche à l'ali-

---

(1) Grasset. Rapport présenté au *Congrès de Toulouse.*
(2) Letulle. *Presse médicale,* 14 mars 1903.

mentation. Nul doute que, de ce chef, on ne puisse réaliser de sérieuses économies.

Mais à côté de ces avantages, bien appréciables d'ailleurs, l'hôpital suburbain a, à notre avis, des inconvénients.

Et d'abord, il nous est permis de nous demander jusqu'où, après être sorti des murs de beaucoup de grandes villes, il nous faut aller, pour arriver à trouver un air vraiment pur et non vicié par la présence des grandes usines ? Nous n'exagérons rien en disant que dans la plupart des grands centres ou des cités industrielles, c'est bien souvent précisément *extra muros,* et dans un rayon parfois considérable que s'exerce l'activité usinière ou manufacturière, et, à ce point de vue, l'air qu'on respire dans pareilles régions suburbaines ne vaut guère mieux que celui des villes. Il nous faudra aller souvent très loin avant de rencontrer l'air pur et le repos que nous cherchons.

Or, quand il s'agit de construire un hôpital, quel qu'il soit, il faut évidemment tenir compte des malades qui sont appelés à y venir, mais aussi de leurs familles.

Et on a précisément objecté que l'hôpital suburbain serait souvent situé trop loin : les malades n'y voudraient pas venir, ne voudraient pas se trouver séparés si loin de leurs familles : ces dernières à leur tour ne pourraient venir facilement les voir les jours de visite, etc.

Ce sont ces objections que l'on a d'ailleurs faites il n'y a pas bien longtemps, lorsque s'est agitée la question de savoir si, à Paris, il ne valait pas mieux, au lieu de procéder aux travaux de réfection des anciens hôpitaux, en construire de nouveaux en dehors des fortifications.

Mais, pour nous, l'objection que nous ferons à l'hôpital suburbain, c'est de vouloir en faire un hôpital spécial, exclusivement réservé aux phtisiques.

*
* *

Si l'isolement des tuberculeux s'impose, il ne s'ensuit pas pour cela que sa réalisation ne puisse s'effectuer qu'en entassant, en parquant pour ainsi dire, ces malheureux, dans un hôpital où il n'y aurait que des phtisiques.

Le côté social du problème serait, évidemment, du même coup résolu, et en agissant ainsi nous ferions, évidemment, « œuvre de prophylaxie ». Mais le côté humanitaire ! Aurions-nous lieu d'en être satisfaits ?

Si la tuberculose a pu être appelée la *lèpre moderne*, nous croyons que pour lutter contre elle, nous avons mieux à faire que ce que l'on faisait au moyen âge, lorsque, pour enrayer le fléau, on arrachait le malheureux lépreux à ses parents, à sa famille, on le retranchait de la société et on l'envoyait dans des endroits, fuis de tous, et d'où il ne devait plus sortir vivant.

L'hôpital pour tuberculeux ne doit pas encourir l'objection qu'on a pu faire à ceux qui en ont été les promoteurs : il ne doit pas être une *léproserie,* où quiconque entrera pourra méditer le fameux : « *Lasciate ogni speranza voi ch'entrate !* »

Et d'ailleurs comment espérer que dans de pareilles conditions les malades voudront venir à l'hôpital ? Connaissant le sort qui l'y attend, le malheureux phtisique aimera mieux lutter jusqu'au bout, il épuisera chez lui ses dernières ressources, continuera à semer la contagion partout autour de lui, jusqu'au jour où, terrassé par la maladie et la misère, il viendra découragé, conscient de sa fin prochaine, s'échouer enfin à l'hôpital qui, au lieu d'un être qui aurait pu et dû en sortir avec un bénéfice si petit qu'il soit, ne recevra qu'un moribond, bientôt nouvelle victime à ajouter à la liste déjà si longue du martyrologe !

« La vue constante de la mort effraye les malades et il n'est pas bon de rappeler aux gens que le grand effort tenté en leur faveur se réduit à empêcher qu'ils soient nuisibles (1). »

Jusqu'au jour où la déclaration de la tuberculose sera rendue obligatoire, jusqu'au jour où, par conséquent, des mesures coercitives, quelles qu'elles soient, pourront être prises contre les individus atteints, les forçant à s'isoler, en un mot, à ne pas contagionner leurs semblables, nous devrons tout faire pour que là où nous les engageons à aller, ils soient bien persuadés qu'il y a plus à faire pour eux, « qu'adoucir les angoisses de la fin », ou de leur procurer une mort moins pénible.

La terreur de l'hôpital a toujours été, et est encore, à l'heure actuelle, une chose contre laquelle on réagit bien difficilement.

Pour tous les malades, indistinctement, entrer à l'hôpital c'est entrer dans l'inconnu et laisser derrière soi

---

(1) E. Boureille. Le devoir social des collectivités envers les tuberculeux adultes et indigents. *Thèse*, Paris, 1901, p. 126.

bien des illusions : on ne s'y résout qu'à la dernière extrémité.

Plus que tout autre, avec sa psychologie spéciale, avec
son état d'âme particulier, que lui imprime d'ailleurs sa
maladie, le tuberculeux est enclin à ne voir dans l'hôpital
que la dernière étape qui le sépare de la mort.

Mais, nous objectera-t-on, voyez ce qui se passe en
Angleterre ! Les hôpitaux anglais : Brompton hospital,
Royal hospital, Manchester hospital, etc., ne renferment
bien que des phtisiques ! Oui, sans doute, cela se passe
ainsi, en Angleterre, mais il ne faut pas oublier que chez
nos voisins d'outre-Manche, les hôpitaux, propriétés
privées, sont très souvent spécialisés et que, sachant qu'ils
ne seraient pas admis ailleurs les malades ont depuis
longtemps pris leur parti de l'hôpital « for Consumption ».
Nous n'en sommes pas encore là en France, et nous
doutons que l'idée de l'Hôpital-Asile pour phtisiques incurables entre de sitôt dans nos mœurs.

Ce qu'il nous paraît juste de dire, en résumé, c'est
qu'une ville, mise dans la nécessité de créer, en dehors
de ses hôpitaux existants, des services pour tuberculeux,
aura le plus souvent avantage économique à bâtir son
nouvel hôpital hors de son enceinte.

Mais nous n'entrevoyons pas qu'il doive être imposé
d'en faire toujours ainsi et, chaque fois que l'emplacement
le permettra, nous accepterions volontiers de voir chaque
hôpital posséder son *service de phtisiques.*

Dans l'un et l'autre cas nous croyons que l'hôpital
mixte, non exclusivement réservé aux tuberculeux, mais
cependant bien compris en vue de l'isolement et du traite-

ment de ces derniers, pourra rendre les services qu'on est
en droit d'attendre de lui comme moyen de combat antituberculeux.

*
* *

Telles sont nos vues personnelles au point de vue de
l'installation d'un service d'isolement.

De quelque manière qu'on l'effectue, d'ailleurs, le
régime auquel les malades devront y être soumis, le traitement hygiénique, l'organisation intérieure, toutes ces
conditions essentielles restent les mêmes.

Nous en aurions fini avec ce chapitre si nous ne croyions
pas devoir nous arrêter encore quelques instants à propos
de ce régime et de ce traitement hygiéno-diététique, à
l'organisation desquels on fait tant d'objections et que,
pour notre part, nous croyons pouvoir être institués partout d'une façon aussi peu coûteuse que possible. Nous
dirons, pour finir, quelques mots du personnel hospitalier que nous voudrions voir dans les services de tuberculeux.

Cure d'air et de repos. — Suralimentation.

Dans notre conception du rôle que doivent jouer, le
plus rapidement possible, les hôpitaux dans la lutte antituberculeuse, nous avons eu toujours en vue, non seulement l'isolement pur et simple, mais encore le traitement,
nous basant sur ce fait que la tuberculose étant maladie

curable et *curable à toutes les périodes,* nous avions plus à faire pour le phtisique que de l'empêcher, en l'hospitalisant, de nuire à ses semblables et nous avons dit qu'à cette œuvre éminemment *prophylactique* et *sociale,* nous devions en joindre une autre, celle-ci purement *médicale* : le tuberculeux sortant de l'hôpital doit, le plus souvent, avoir retiré un bénéfice de son séjour et du traitement hygiéno-diététique auquel on l'y aura soumis.

Le trépied de ce traitement étant la cure d'air, le repos et la suralimentation, comment peut-on l'instituer d'une façon satisfaisante et peu coûteuse partout où l'on désirera isoler les phtisiques et en particulier dans l'hôpital *urbain* ?

C'est une question que nous avons très souvent entendu poser par des gens qui, méconnaissant le rôle, les attributions et le but respectifs du sanatorium et de l'hôpital, voyaient là une des objections les plus sérieuses à l'hospitalisation des tuberculeux.

On a peine à se figurer qu'à peu de frais on puisse obtenir, dans un hôpital, des résultats, nous ne dirons pas supérieurs, ni égaux, mais même approchant de ceux qu'on obtient d'un sanatorium dont l'organisation nécessite de si grosses sommes !

MM. H. Maillard et H. Revilliod ont publié dans la *Presse médicale* du 3 juin 1899 un article intéressant dans lequel ils nous montrent ce qu'ils ont pu réaliser, à peu de frais, à l'hôpital cantonal de Genève.

Cet hôpital, « longue construction en maçonnerie, haute de trois étages et longue de 160 mètres », possède un jardin dans lequel M. le Pr Julliard, chirurgien en chef de l'hôpital, a fait installer plusieurs pavillons en bois à plancher élevé au-dessus du sol, sans parois, dans lesquels les malades de chirurgie vivent, jour et nuit, de mai à octobre, garantis des intempéries par de vastes rideaux en toile qui font le tour de chaque pavillon.

Ces pavillons restant inoccupés l'hiver ont été mis par M. Julliard à la disposition de MM. Maillart et Revilliod qui y ont installé, pour la *cure d'air*, pendant l'hiver 1898-99, des tuberculeux à tous les degrés, exception faite toutefois pour ceux qui avaient de la fièvre ou des hémoptysies.

L'installation, très simple, se composait de chaises longues pourvues de couvertures. Les jours de vent les rideaux de toile étaient rabattus sur les côtés des pavillons.

La cure d'air s'est faite ainsi du 23 décembre au 18 avril, chaque jour de dix heures du matin à midi et de 1 heure à 8 heures.

Les résultats se sont manifestés chez les malades par la cessation de l'oppression, diminution de la toux et de l'expectoration, amélioration notable des signes physiques pulmonaires, augmentation du poids, ainsi que de l'appétit dans la majorité des cas.

Cet exemple nous montre bien que la cure d'air dans les hôpitaux n'est pas chose si impraticable qu'on pourrait croire.

Nous avons déjà cité en passant les tentatives de MM. Oulmont, Moizart, etc., faites en plein Paris.

A Boucicaut, le Pr Letulle fait faire la cure à ses

malades. Il nous dit lui-même (1) qu'un « simple matériel est strictement nécessaire pour entreprendre cette cure
d'air à l'hôpital :

1° Des salles, plutôt petites, non encombrées, largement aérées, au rez-de chaussée, de préférence ;

2° Une grande cour et, mieux, un jardin planté d'arbres ;

3° Dans cette cour un refuge (véranda, tente-abri ou
kiosque) bien orienté, avec une toiture épaisse et large,
mettant à l'abri du soleil et de la pluie, et pouvant recevoir 10 à 15 chaises longues protégées contre les coups de
vent ;

4° Des chaises longues munies de leurs coussins (en
balle d'avoine), peu coûteux, faciles à remplacer ;

5° Une petite table basse ou un escabeau qui complète
le mobilier individuel ;

6° Un crachoir individuel et quelques grands crachoirs
de cour ;

7° Quelques fauteuils-paniers, dits « bains de mer »,
pour permettre aux malades de se reposer en se prome-
nant et de rechercher l'ombre propice, favorable aux causeries.

Ajoutons à cela quelques boules d'eau chaude et des
couvertures en nombre suffisant, et voilà tout ce qu'il
faut pour faire la cure d'air et de repos.

On aurait mauvaise grâce, en somme, avouons-le, à

---

(1) M. LETULLE. Phtisiothérapie : cure d'air à l'hôpital. *Presse médicale,* 7 juin 1899.

prétendre qu'un matériel aussi simple entraîne à de trop grosses dépenses.

N'importe quelle commission administrative hospitalière, animée de bonnes intentions et du désir de bien faire, pourra toujours, quand elle le voudra, du jour au lendemain, en doter un de ses services d'hôpital.

*
* *

Le second, ou plutôt le troisième facteur important du traitement hygiéno-diététique (le repos se confondant, en effet, avec la cure d'air) c'est la suralimentation. C'est le complément nécessaire, indispensable de la cure d'air et si Brehmer disait que « la cuisine est la meilleure pharmacie du poitrinaire », nous ajouterons avec le Pr Letulle : « que c'est aussi la moins coûteuse des médications », même à l'hôpital.

Comment arrivera-t-on à faire cette suralimentation dans un service hospitalier pour tuberculeux ?

Nous ne nous dissimulons pas que nous nous trouvons ici en présence de certaines difficultés.

Le régime alimentaire dans les hôpitaux est, en effet, un de ceux auxquels il est le plus difficile d'apporter certaines modifications : on se heurte invariablement à un entêtement obstiné, s'abritant derrière le règlement. Il n'est pas un de nous qui n'ait pu en faire la triste constatation.

Or, en matière de tuberculeux, ce ne sont plus de simples modifications qu'il s'agit : c'est d'un bouleversement complet.

Ce n'est pas, en effet, avec les maigres repas, plus ou moins abondants, plus ou moins bien préparée, variant du *quart* aux *trois quarts,* en passant par la *demie,* qu'il faut songer à faire de la suralimentation chez nos malades. En dehors de cette insuffisance de nourriture, il ne faut pas oublier que nous avons affaire la plupart du temps à des dyspeptiques dont l'estomac, délabré par les privations, la maladie et aussi les abus d'alcool, a besoin de mets sinon recherchés, du moins variés et appétissants.

Nous sommes persuadés que là encore, malgré les difficultés plus grandes, il sera toujours possible d'apporter ces heureuses modifications dans les services spéciaux de phtisiques.

Ce sera au médecin d'user de sa diplomatie la plus patiente et la plus persuasive et de montrer « que les dépenses en aliments dans le traitement hygiéno-diététique de la tuberculose sont plus nécessaires, plus fructueuses aussi que toutes les médications coûteuses », acceptées jadis par les administrations hospitalières.

Nous savons ce que M. Letulle, à Boucicaut, est arrivé à obtenir de l'administration. La persévérance et les efforts constants du dévoué professeur trouveront, nous n'en doutons pas, des émules parmi les partisans de la lutte antituberculeuse.

Une chose qui existe à Boucicaut et que nous ne saurions trop encourager, pour en avoir vu au Havre, dans le service de M. le Dr Frottier, les avantages et les heureux effets, c'est le *réfectoire* pour les malades. Une table bien propre, servie proprement « donne une impression agréable et sollicite gaiement l'appétit ».

.Et avec ces repas nombreux et variés que M. Letulle donne à ses malades, avec même cette poudre de viande et la viande crue qui viennent si heureusement compléter la suralimentation « tout compris, la journée-aliment » ne dépasse pas 1 fr. 30 !

Dans combien d'hôpitaux la journée d'un malade revient-elle à moins cher ?

La cure d'aliments à l'hôpital, loin d'onérer les budgets administratifs, ne peut que leur faire réaliser de sérieuses économies, tout en donnant des résultats meilleurs.

Personnel hospitalier.

Avant de terminer ce chapitre, il nous reste à dire quelques mots du personnel hospitalier que nous voudrions voir dans les services de tuberculeux.

A ce service spécial nous croyons qu'il faudrait attacher un personnel de choix, dévoué, énergique, conscient enfin de la tâche qui lui incombe.

Destinés à vivre au milieu de malades éminemment *contagieux,* surveillants ou surveillantes, infirmiers ou infirmières devraient tous savoir que, s'ils sont appelés à prodiguer leurs soins à ces malades, ils sont aussi exposés les premiers à subir les « coups de la bacillose nosocomiale ».

Dévoués, ils le sont : « le dévouement ne suffit pas ; l'instruction est indispensable (1) ».

____

(1) P. Brouardel. La lutte contre la tuberculose, p. 158.

Dans son Rapport à la Commission spéciale de la Tuberculose, en 1896, le Pr Landouzy, au nom de la sous-commission chargée du personnel hospitalier, constatait que, à Paris, pour une période de 10 ans, s'étendant du 1er janvier 1886 au 31 décembre 1895, la *morbidité* pour un personnel de 4470 agents hospitaliers, s'élevait à 7 296 cas de maladie, avec une *mortalité globale* de 599 décès, dont 217 par tuberculoses et 134 par affections respiratoires, soit 58,55 pour 100 de décès provenant soit de tuberculoses explicitement diagnostiquées, soit d'affections de l'appareil respiratoire.

Le Pr Letulle (1) a constaté qu'à la communauté des Augustines de l'Hôtel-Dieu, qui compte un personnel variant entre les chiffres 111 et 115, il y avait eu, en 24 ans, 102 décès parmi lesquels 82 étaient dus à la tuberculose.

Dans le royaume de Prusse, la mortalité par tuberculose dans les ordres religieux entre, d'après le Dr Cornet, pour une proportion de 63,88 pour 100.

En présence de ces chiffres si tristement éloquents, on ne saurait trop désirer voir réalisées les réformes que le Pr Landouzy préconisait dans son rapport de 1896, au point de vue du recrutement du personnel hospitalier, de son éducation hygiénique et de son habitat.

La sélection doit être sévère, et on ne devrait affecter aux services de tuberculeux que des personnes robustes,

---

(1) M. LETULLE. L'hôpital et ses contaminations tuberculeuses. *Presse médicale,* 21 mars 1900.

n'ayant aucun antécédent « bronchitique » ou « pleurétique ».

Éliminer d'emblée tous ceux qui par leur faiblesse constitutionnelle, ou leur habitus extérieur (roux, vénitiens) peuvent être des « candidats » à la tuberculose.

Et à ceux qu'on aura choisis, il importe surtout de faire une éducation hygiénique sérieuse, leur montrer que si la tuberculose est maladie contagieuse, elle est aussi évitable et curable ; bien les convaincre que, dans les mesures qu'on leur dit de faire exécuter ou d'exécuter, il n'est rien de négligeable, et que c'est en s'y conformant strictement et minutieusement, qu'ils rendront le plus de services aux malades, en s'en rendant d'abord à eux-mêmes.

Il serait désirable en particulier que les surveillantes mises à la tête d'un service hospitalier de tuberculeux, satisfassent le plus possible à ces conditions.

Et si nous insistons sur ce point, c'est qu'en effet, plus peut-être que dans n'importe quel autre service, la surveillante doit être ici la puissante auxiliaire du médecin.

Dans ce service spécial, pourvu d'une réglementation intérieure particulière dont l'observation rigoureuse est la garantie essentielle du bon fonctionnement et aussi des bons résultats, il faut, en dehors des heures que passe, le matin, le médecin dans le service, la présence constante d'une surveillante consciencieuse.

Elle veillera à ce que tout ce qui a rapport à l'*asepsie médicale* du service soit scrupuleusement exécuté et conformément aux indications du médecin.

Ferme, sans être pour cela arrogante ou *criarde*, elle veillera aussi à ce que le programme de chaque jour soit fidèlement rempli, n'oubliant jamais qu'elle a affaire à des malheureux, dont le caractère parfois difficile, aigri par la misère et les privations, rendu exigeant par la maladie elle-même, est cependant digne de pitié, susceptible de certains ménagements sans qu'on soit pour cela obligé de faire preuve de faiblesse ou d'indifférence.

Encore une fois, nous insistons sur ce point parce que nous avons été malheureusement à même de juger les déplorables effets causés par l'insuffisance d'un personnel incapable ou indifférent : l'indiscipline règne là où on ne devrait trouver que l'ordre et la discipline : les résultats sont faussés.

M. le Dr Sersiron disait : « Tant vaut le médecin, tant vaut le sanatorium. »

Notre expérience personnelle nous permet de dire à notre tour qu'en fait de service hospitalier, tant vaut le personnel, tant vaut le service.

CHAPITRE V

HOPITAL PASTEUR DU HAVRE

Le Havre est une des villes de France qui ont le triste privilège de détenir le record de la mortalité tuberculeuse.

Pour une population de 13o ooo habitants (recensement de 19o1), on y compte une moyenne de 6oo décès par tuberculose chaque année (651 exactement en 19o2).

Les ravages de la tuberculose dans notre ville tiennent à des causes multiples dont les plus importantes sont certainement, et malheureusement, l'alcoolisme et l'insalubrité de certains quartiers, notamment le quartier Saint-François, dont la population, presque exclusivement bretonne, est, avec l'entêtement caractéristique de la race, absolument rebelle aux moindres notions d'hygiène et se complaît dans une malpropreté repoussante, facilement entretenue d'ailleurs par l'entassement et le délabrement des maisons qui furent jadis l'œuvre de François Ier.

Il n'est donc pas étonnant que, payant un aussi lourd tribut à la terrible maladie, notre ville se soit courageusement mise à l'œuvre pour enrayer le fléau et ait été une des premières à entrer en lutte.

En juin 1897, M. le Dr Sorel, conseiller municipal et chirurgien des hôpitaux du Havre, présentait au nom de la commission de l'Assistance publique un rapport sur l'étude de certaines réformes à introduire dans les services hospitaliers et sur la nécessité qu'il y avait d'isoler les tuberculeux.

En septembre 1898, M. le Dr Frottier présentait au corps médical des hôpitaux, sur le même sujet, un nouveau rapport qui eut pour conséquence l'organisation d'un service d'isolement pour les tuberculeux à l'hôpital Pasteur. En même temps une mission spéciale fut chargée d'aller étudier à l'étranger la création et le fonctionnement des sanatoria pour tuberculeux indigents.

Cette mission, composée de MM. les Drs Frottier, Lecène, Sorel et Engelbach, alla étudier sur place l'organisation des sanatoriums allemands et publia à son retour un rapport très documenté.

Une active propagande fut faite dans la ville et en 1902 se fondait une *Ligue havraise* contre la tuberculose.

Une souscription ouverte cette année a permis en peu de temps de recueillir une somme de plus de 75 000 francs qui vont être incessamment consacrés à la création et à l'organisation d'un dispensaire antituberculeux.

En attendant, les tuberculeux, comme nous l'avons dit, ont été isolés dans les hôpitaux du Havre et c'est le fonctionnement de ce service, ouvert depuis le 1er février 1900, que nous nous proposons de décrire maintenant.

*
* *

L'hopital Pasteur du Havre a été ouvert en juin 1885.

Construit dans une ancienne et superbe propriété privée, achetée par la ville, il jouit à ce point de vue, nous tenons à le dire, d'une situation particulièrement favorable, que l'on est loin de rencontrer partout ailleurs.

Grands arbres, bosquets, pelouses, allées splendides, voire même rochers et grotte, tout cela s'y trouve réuni, au grand agrément des malades et au grand émerveillement des visiteurs.

L'hôpital lui-même, sans être moderne, dans toute l'acception du mot, diffère notablement cependant des hôpitaux que l'on rencontre habituellement,

Il se compose d'une série de pavillons (18) à un seul étage, du type Tollet. Qu'on se figure les coquets pavillons de l'hôpital Boucicaut transportés dans ce cadre particulier, entourés d'arbres, d'allées et de verdure et l'on aura, si l'on y ajoute encore la nature accidentée du terrain, une idée assez exacte de ce qu'est l'hôpital Pasteur.

C'est là qu'ont été installés, en 1899, les services d'isolement pour tuberculeux.

Trois pavillons ont été affectés à ces services : un pour les femmes, deux pour les hommes.

Un de ces derniers, le pavillon M, a été aménagé d'une façon spéciale dans le but non seulement d'isoler les tuberculeux, mais encore de leur faire subir le traitement hygiéno-diététique.

Les deux autres pavillons (C et J) n'ont subi aucun changement ; nous en dirons quelques mots plus loin.

Situé à la partie la plus élevée de l'hôpital, tout en

haut de *la côte,* le pavillon M fait suite à trois autres pavillons, affectés aux maladies contagieuses (scarlatine, variole et choléra), mais il en est très suffisamment éloigné pour que toute crainte de contagion puisse être écartée.

A cette hauteur (70 mètres au-dessus du niveau de la mer) l'aspect est merveilleux. Un épais rideau de grands arbres borne la vue au Midi, laissant toutefois apercevoir, çà et là, par quelques trouées, tout le magnifique panorama de la ville, avec l'estuaire de la Seine, la rade et, tout au fond, se découpant sur l'horizon, une partie de la côte normande.

En avant et en arrière du pavillon — exposé directement au Midi — de longues et larges allées, bien ombragées permettent aux malades de se promener, sans fatigue, en terrain plat.

La salle des malades, à cause de sa structure architecturale et sa voûte en ogive, n'a pu être modifiée comme on l'aurait désiré, c'est-à-dire divisée en plusieurs petites salles et on a dû l'utiliser telle qu'elle était. Elle comprend 20 lits et possède en plus deux cabinets séparés.

L'aération y est assurée par de nombreuse et larges fenêtres, pourvues de vasistas mobiles.

L'antisepsie médicale y est réalisée d'une façon aussi satisfaisante que possible. Le dallage de la salle, fait en mosaïque, se prête admirablement au nettoyage avec le linge humide. Les lits en fer et à sommier entièrement métallique sont facilement et très souvent désinfectés, les matelas et couvertures passent à tour de rôle à l'étuve, système Geneste-Herscher, que possède l'hôpital.

Chaque malade a son crachoir de salle, en verre, avec

couvercle, à demi rempli d'une solution désinfectante de Lysol. Des crachoirs plus grands sont distribués çà et là, à l'entrée de la salle et au haut de l'escalier qui y donne accès. Les tables de nuit sont en verre avec supports métalliques.

Cette installation, en somme très simple, permet de réaliser toutes les conditions nécessaires et primordiales de tout service hospitalier.

Cure d'air et de repos. — Sur la façade Sud du pavillon, a été construite une galerie de cure ouverte, longue de 3o mètres, profonde de 4 mètres, et protégée par un toit légèrement relevé en avant.

Un couloir central, communiquant avec le sous-sol, divise cette galerie en deux parties égales, de telle sorte que, quelque temps qu'il fasse, les malades ont toute facilité pour s'y rendre à couvert.

Lorsque le temps est inclément et que le vent et la pluie font rage, chose fréquente au Havre, les malades sont abrités à l'intérieur de la galerie par d'épais rideaux en toile forte, tendus entre les piliers de cette galerie.

Onze chaises longues, en osier, du modèle employé à Leysin, sont disposées dans chacune des parties de la galerie. Chaque chaise possède un matelas en laine et deux couvertures.

En principe les malades doivent faire la cure dès le lever. Mais le voisinage de la mer nous vaut parfois de telles rafales ou des brouillards si froids que l'heure du lever est un peu dépendante du temps qu'il fait.

Voici, d'ailleurs, tel qu'il est affiché sous la galerie et

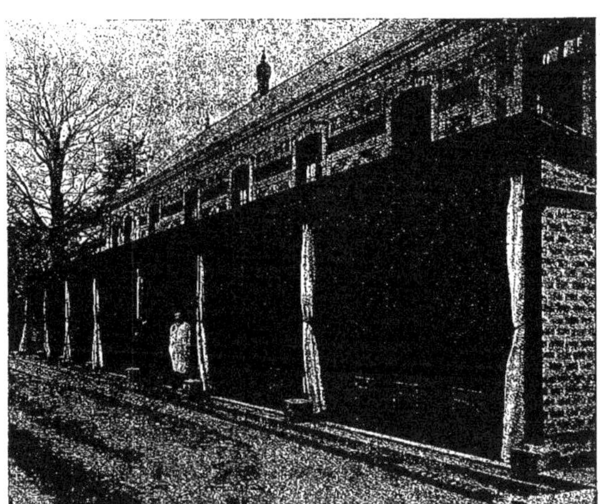

Hopital Pasteur (Le Havre). — Le service d'Isolement des Tuberculeux.
(La galerie de Cure).

dans la salle, l'emploi du temps, auquel doivent se soumettre les malades :

Lever.	6 h. 1/2
Cure.	de 7 h. 1/2 à 9 h. 1/2
Lait et promenade.	de 9 h. 1/2 à 10 h.
Cure avec permission de jeux..	de 10 h. à 11 h.
Déjeuner.	11 heures
Cure jusqu'à.	3 heures
Lait et promenade.	de 3 h. à 3 h. 1/2
Cure avec permission de jeux..	de 3 h. 1/2 à 5 h. 1/2
Dîner.	5 h. 1/2
Cure.	de 6 h. à 6 h. 1/2
Coucher.	6 h. 1/2

RÉGIME ALIMENTAIRE. — Avec une largeur de vues, qu'on ne saurait trop louer, la commission administrative des hôpitaux du Havre a bien voulu, se rendant aussi aux arguments convaincants de M. le Dr Frottier, accorder aux malades du pavillon M un *régime alimentaire spécial*.

Quantité et qualité ont été, dans la mesure du possible, offertes de façon à satisfaire cette troisième condition du traitement hygiéno-diététique.

Seuls, parmi tous les hospitalisés, les malades de ce service ont droit à 1 litre de bière en plus de la petite ration de vin accordée au repas. Tout régime (1/4, 1/2, 3/4) même le moins abondant, la quantité seule variant, comporte au moins, aux deux principaux repas : soupe, viande et légume. Nous prescrivons très fréquemment un litre de lait en supplément.

Cent grammes de viande crue sont donnés par jour et par malade.

Les menus sont aussi variés qu'il est possible de le faire dans un hôpital (1).

En voici quelques-uns pris au hasard :

SEMAINE DU 28 JUIN AU 5 JUILLET 1903

	MATIN	SOIR
Lundi.. . .	Soupe	Soupe
	Rôti de bœuf	Poissons frits
	Haricots	Haricots
		Fromage
Mardi. . .	Soupe	Soupe
	Rôti de bœuf	Ragoût
	Salade	Confiture
Mercredi.. .	Soupe	Soupe
	Pâté de foie gras	Poissons frits
	Salade	Haricots
		Fromage
Jeudi.. . .	Potage vermicelle	Soupe
	Bœuf bouilli	Ragoût
	Pommes de terre sautées	Confiture
Vendredi. .	Potage maigre	Soupe
	Morue	Boulettes
	Pommes frites	Haricots
		Fromage
Samedi. . .	Potage	Soupe
	Gigot	Poissons frits
	Haricots	Petits pois
		Beurre
Dimanche. .	Potage tapioca	Soupe
	Poulet rôti	Ragoût
	Salade	Pruneaux

---

(1) Qu'il nous soit permis à ce propos d'adresser à Mᵐᵉ Savary, sur-veillante de la cuisine, nos remerciements pour la bonne grâce et la bonne volonté avec lesquelles elle s'est toujours efforcée d'apporter dans la succession de ces menus une heureuse modification et une variété, toutes au bénéfice des malades.

Donner à ces malheureux une nourriture un peu variée et abondante ne suffisait pas. Il fallait encore faire en sorte de supprimer « cette promiscuité », peu appétissante, avouons-le, « de l'urinoir et du crachoir ». C'est une réforme que l'on a encore facilement réalisée au pavillon M.

A cet effet on a converti une des pièces du sous-sol en réfectoire : un fourneau, deux tables de marbre, bien servies, avec une plante verte sur chacune d'elles, sont des innovations qui ont ravi nos malades ; forcés de garder le lit, leur grande préoccupation est de savoir, si on leur permettra de descendre au réfectoire.

C'est qu'indépendamment du plaisir qu'ils éprouvent à prendre leurs repas en commun, en bavardant, dans un endroit indépendant du *dortoir*, véritable salle à manger qui leur offre un confortable, inconnu pour la plupart d'entre eux, ils ont encore la satisfaction d'y trouver d'autres avantages. Les plats, montés de la cuisine jusqu'au sommet de la côte, peuvent être réchauffés dès leur arrivée, les assiettes (2 par malade), sont échaudées, non seulement l'hiver, mais aussi chaque fois que les mets servis ont tout intérêt à l'être dans des assiettes chaudes. Au lieu d'arriver divisée en portions peu appétissantes, la viande est servie en un seul morceau, découpée sur la table par la surveillante elle-même et sous les yeux des malades. L'heure du repas, ainsi compris, est véritablement réjouissante, et que de fois le Dr Frottier et nous, arrivant à l'improviste à ce moment, sommes-nous ressortis du réfectoire en disant : « J'ai faim ! »

Ce sont des attentions auxquelles les malades sont

extrêmement sensibles et qui ont pour résultat, tout en excitant leur appétit, de les convaincre que l'on s'intéresse à eux et que l'on fait tout pour les guérir.

Ce service spécial, avons-nous dit, comprend 22 lits. Après entente de M. le Dr Frottier avec la commission administrative, il a été décidé que tous les malades, se présentant à la consultation des hôpitaux et reconnus atteints de *bronchite chronique,* seraient revus par lui ou par l'interne du service avant leur admission définitive et, suivant le degré de leur maladie, dirigés sur le pavillon M ou sur les autres pavillons, réservés aux tuberculeux.

Cette mesure, bien appliquée, permet évidemment de faire une certaine sélection et de n'admettre dans notre service que les malades les plus aptes à en retirer le maximum de bénéfices. Mais, malgré tout, et pour des raisons que nous ne pouvons envisager ici, il arrive encore parfois que des malades nous sont envoyés dont l'état avancé des lésions est une contre-indication à la cure : ce sont des lits occupés qui eussent mieux profité à d'autres moins atteints.

Quoi qu'il en soit, à tout malade *indiqué* pour le pavillon M, nous nous efforçons de bien faire comprendre que le traitement auquel nous le soumettrons est un traitement long, dont la durée n'est, en tout cas, pas inférieure à 3 *mois.* Nous lui faisons remarquer, de plus, que le service où il va entrer possède un règlement spécial, dont l'observation rigoureuse lui sera imposée, et une discipline qu'il devra toujours respecter sous peine d'expulsion.

Nous croyons que ces petites observations préliminaires ne sont déplacées nulle part : en tout cas, elles sont absolument nécessaires au Havre où nous avons affaire à des malades particulièrement difficiles, alcooliques, la plupart, et qui auraient tôt fait, si on n'y prenait garde, de jeter le désordre et la révolte dans le service.

Sitôt admis, les malades sont dirigés sur le pavillon M, où, pour parer à l'insuffisance habituelle de leurs vêtements, on leur remet à chacun : une vareuse de matelot, un tricot de laine, une paire de chaussettes, une paire de galoches et chaussons et un bonnet de coton, s'ils le désirent. Ils sont, dès lors, suffisamment équipés pour faire la cure d'air.

Dès son arrivée dans le service, chaque malade est pesé, l'examen bactériologique de ses crachats est fait, et les résultats de ces deux opérations sont fidèlement consignés sur son *observation*.

Cette dernière est prise longuement, tenue régulièrement à jour et classée à la sortie du malade. Deux fois par mois, le 1er et le 15, les malades sont pesés et leurs poids reportés sur l'observation. A leur sortie, un nouvel examen bactériologique des crachats est fait, et ils sont attentivement auscultés, de façon que l'on sache aussi exactement que possible l'état de leurs lésions pulmonaires.

Sous la direction de la surveillante les malades remplissent, exactement, chaque jour les différentes parties du programme. Inutile de dire que même sous la galerie chaque malade possède son crachoir individuel, et que défense absolue est faite de cracher ailleurs que dedans.

Les heures de cure sont entrecoupées de promenades : quelques heures sont aussi accordées chaque jour, pendant lesquelles les malades peuvent se livrer à de petits travaux manuels ou à quelques jeux (loto, damier, dominos, etc.), dons de quelques visiteurs généreux.

*
* *

Et maintenant, quels sont les résultats obtenus dans pareil service? Les voici, année par année, depuis 1900, date de l'ouverture.

Du 1ᵉʳ février 1900 au 1ᵉʳ juin 1901, 112 observations ont été recueillies, concernant 105 malades :

19 ont été très améliorés, soit 17 pour 100
39 — améliorés — 35 —
30 — stationnaires — 27 —
10 — aggravés — 9 —
14 sont décédés — 13 —

Sur ces 112 malades, 25 n'avaient pas de bacilles à leur entrée : tous les autres en avaient et présentaient des symptômes de fonte pulmonaire plus ou moins avancée et plus ou moins généralisée. Tous avaient un mauvais état général, certains n'ont pu quitter leur lit pour faire la cure, plusieurs ont dû le garder un certain temps avant de se lever.

72 malades ont gagné du poids, un peu plus de 6 livres, en moyenne (de 1 au minimum à 18 au maximum) : 12 sont restés stationnaires ; 28 en ont perdu.

La durée moyenne du séjour a été de 59 jours pour l'ensemble des malades ; mais il est important de noter qu'elle fut de :

90 jours pour les très améliorés.
54 — améliorés.
28 — stationnaires.

En présence de ces résultats, le Dr Frottier écrivait (1) :

« Après 18 mois d'expérience, je demeure convaincu qu'aucune autre méthode que la cure d'air, de repos et d'alimentation n'en aurait procuré de semblables.

« Mais ils sont encore insuffisants à mon avis ; et, comme les causes de cette insuffisance ne sont imputables ni à l'organisation, ni à la méthode, mais aux malades eux-mêmes ; comme aussi, il est à supposer qu'elles ne sont pas particulières à la population havraise et doivent se retrouver un peu partout, il importe, je crois, de les signaler afin de s'efforcer d'y remédier dans l'avenir...

« Les débuts furent assez difficiles, j'eus quelque peine à imposer aux malades le séjour à l'air en hiver, le repos sur les chaises longues et, surtout, l'interdiction de cracher partout.

« Mais les véritables obstacles sont ceux qui se déduisent de la courte statistique que je viens de citer et ce sont ceux auxquels on devait tout naturellement s'attendre :

1° Les malades viennent se faire soigner trop tard ;

2° Ils ne consentent généralement pas à se soigner assez longtemps.

« Or, à quelle catégorie de malades avons-nous affaire ? Pour la plupart à des journaliers des grandes usines ou des quais, ou à des matelots et chauffeurs. C'est par exception qu'ils ne font pas un usage habituel de l'alcool : presque tous en prennent. « Ah ! sans faire jamais d'ex-

---

(1) Dr FROTTIER. Communication au *Congrès de la tuberculose à Londres*, séance du 25 juillet 1901.

ces ! » On sait chez nous ce que cela veut dire, et je ne les questionne même plus sur ce point.

Aussi tous sont déprimés ; il est rare que leur appétit habituel, avant de tomber malades, ait été bon, leur résistance est considérablement affaiblie.

« Il leur faudrait donc faire à la cure un long séjour pour pouvoir espérer quelque bénéfice durable, alors qu'on a bien de la peine à les retenir, malgré tous les discours et toutes les bonnes raisons.

« Quant à les décider à se soigner de bonne heure, c'est fort difficile : « On se soigne quand on ne peut plus travailler. »

Depuis que M. le Dr Frottier s'est entendu avec l'administration, comme nous l'avons dit, pour sélectionner un peu les malades à leur entrée, depuis aussi que nous leur fixons un minimum de durée de 3 mois, quelques-uns de ces inconvénients ont diminué.

Du 1er juin 1901 au 1er juin 1902, 63 observations ont été recueillies concernant 56 malades :

8 ont été	très améliorés,	soit 12,7 p. 100		
31 —	améliorés	— 49,2 —	}	62 p. 100
13 —	stationnaires	— 20,6 —		
3 —	aggravés	— 4,7 —		
8 sont	décédés	— 12,7 —		

La moyenne générale du séjour a été de 85 jours. Elle se décompose ainsi :

Très améliorés.	114 jours.
Améliorés.	85 —
Stationnaires.	24 —
Aggravés.	88 —
Décédés.	117 —

4o malades ont gagné du poids, de 1 livre au minimum
à 28 livres au maximum. La moyenne a été de 9 livres 1/2 ;
11 sont restés stationnaires : 12 en ont perdu.

Du 1ᵉʳ juin 1902 au 1ᵉʳ juin 1903, les observations
ont été recueillies concernant 56 malades :

Très améliorés.	1	soit	1,66 p. 100	⎫	
Améliorés.	25	—	43,33 —	⎬ 45 p. 100	
Stationnaires.	21	—	35 —	⎭	
Aggravés.	4	—	6,66 —		
Décédés.	8	—	13,33 —		

La moyenne générale du séjour a été de 94 jours.
Elle se décompose ainsi :

Très améliorés.	123 jours.
Améliorés.	127 —
Stationnaires.	63 —
Aggravés.	123 —
Décédés.	130 —

35 malades ont gagné du poids, de 2 livres au minimum à 31 livres au maximum. La moyenne a été de
9 livres 400 grammes ; 7 malades sont restés stationnaires ; 18 ont perdu du poids ; 14 malades n'avaient pas
de bacilles à leur entrée (o décès) ; 8 avaient de nombreux
bacilles à leur entrée et o à la sortie.

Les résultats, au point de vue amélioration, sont incon-
testablement moins bons que les années précédentes.
Cela tient, croyons-nous, précisément à un certain relâ-
chement de discipline dans le service, occasionné par une
surveillance déplorable : les malades n'ont pas fait régulièrement leur cure.

A l'hôpital Pasteur, en effet, les surveillantes des services de médecine changent alternativement de service tous les 3 mois, suivant un roulement établi. Il en résulte de grands inconvénients pour le service du pavillon M en particulier qui aurait besoin d'une surveillante exercée, bien au courant, surtout consciencieuse (1).

* *
*

Il nous reste maintenant à dire quelques mots des deux autres pavillons, J et C, affectés au services des tuberculeux à ce même hôpital Pasteur.

Le pavillon J, plus grand que le pavillon M, est aussi moins avantageusement situé ; mais tel qu'il est, entouré d'arbres et de bosquets, il réalise encore un progrès considérable au point de vue de l'isolement des phtisiques et de leur traitement.

Il comprend deux salles de 24 lits chacune, séparées l'une de l'autre par le cabinet de la surveillante et par 2 petits cabinets d'isolement.

A l'extrémité de chaque salle se trouvent aussi deux petites chambres où on peut mettre les malades les plus gravement atteints.

Même disposition que pour le pavillon M : seuls la galerie et le réfectoire font défaut.

---

(1) M. le Dr FROTTIER ayant fait un rapport à ce sujet à la commission administrative des hôpitaux du Havre, et ayant demandé qu'une surveillante soit attachée à demeure à son service de la côte, nous apprenons que la commission a décidé que dorénavant la surveillante du pavillon M y demeurera 6 mois. Ce n'est en somme qu'une demi-mesure et il est à souhaiter que MM. les administrateurs la complètent en nommant une surveillante qui y restera tout le temps.

C'est dans ce pavillon que 54 malades, arrivés à toutes les périodes de la maladie, reçoivent chaque jour les soins dévoués et intelligents de M. le Dr Renau. Il n'existe pas pour eux de régime spécial : le seul supplément qu'ils aient se réduit à 100 grammes de viande crue par jour. En revanche, ils bénéficient largement de l'aération assurée continuellement dans les salles : et les allées du parc leur permettent à eux aussi de respirer l'air pur, tout en ne risquant pas de contagionner leurs semblables.

Le pavillon C est le seul qui soit réservé aux femmes. C'est dire qu'il laisse beaucoup à désirer puisqu'on est forcé d'y hospitaliser pêle-mêle toutes les tuberculeuses à quelque degré qu'elles soient arrivées. La seule condition se trouvant, en somme, réalisée par ce pavillon, c'est l'isolement.

Ce n'est pas suffisant et nous ne pouvons qu'applaudir la récente décision de la commission administrative des hôpitaux du Havre. Très prochainement, probablement au printemps prochain, on va commencer en effet à construire, au haut de la côte, un nouveau pavillon, qui sera la répétition du pavillon M, et sera appelé à rendre, pour les femmes, les mêmes services que ce dernier rend pour les hommes.

Nous en aurons fini avec les hôpitaux du Havre, en disant que lorsqu'on décida dans notre ville de faire l'iso-

lement des tuberculeux, on fit un recensement de tous les
phtisiques qui se trouvaient répartis dans tous les services. C'est à la suite de ce recensement (fait à deux
périodes de l'année : été et hiver) et après s'être rendu
compte, *a priori,* du nombre de lits nécessaires, qu'on
décida d'affecter aux tuberculeux 3 pavillons de l'hôpital
Pasteur.

Depuis ce temps, bien que la tuberculose soit toujours restée à un chiffre assez élevé, à peu près station-
naire cependant, les locaux de l'hôpital Pasteur sont
devenus insuffisants.

On a été obligé d'ouvrir une autre salle à l'hospice
général, la salle Brindeau où les tuberculeux trouvent
également des soins inconnus d'eux jusqu'à ce jour.

Nous nous sommes demandé la raison de cette obli-
gation ? Et au risque de paraître un peu trop... optimiste,
nous avons pensé que le tuberculeux, au Havre, commen-
çait à s'apercevoir de l'intérêt qu'on lui portait à l'hôpital,
et qu'il s'y présentait plus volontiers.

Hôpitaux parisiens.

A Paris l'isolement des tuberculeux dans les hôpitaux,
à Lariboisière et à Boucicaut, est une conséquence des
vœux émis et des réformes préconisées par la Commission
spéciale la tuberculose, en 1896.

Les conclusions de la Commission portaient sur trois
points :

1° Terminer Angicourt, qui donnerait 224 lits pour
tuberculeux curables ;

2° Former des quartiers de tuberculeux dans les hôpitaux de Paris ;

3° Créer des services de réserves suburbains pour
désencombrer les hôpitaux de Paris.

MM. Duguet, Hanot, Letulle et Nielly, chargés par la
sous-commission de visiter les hôpitaux parisiens « pour
en étudier l'adaptation partielle aux services de tuberculeux », éliminèrent d'abord Necker, Beaujon, la Charité,
« dont l'âge vénérable ou le hautain mépris de toute règle
d'hygiène s'affirmaient trop hautement (1) ».

Au contraire, Tenon, Laënnec, Lariboisière parurent
pouvoir être expérimentés.

C'était, de ce chef, 642 lits trouvés, nombre bien
insuffisant pour recueillir les 2 000 phtisiques indigents
qui se présentent journellement dans les hôpitaux de Paris.

C'est alors que Saint-Antoine, la Pitié, Cochin, Brous-
sais, Bichat et Boucicaut furent choisis pour combler le
déficit. On allait pouvoir créer, dans ces hôpitaux, 1 112
nouveaux lits qui, avec les 642 déjà trouvés et les 224
d'Angicourt, allaient résoudre le problème. Cette nouvelle
création devait entraîner une dépense de 5 millions et
demi.

Deux ans après, en 1898, de tous ces beaux projets,
presque tous, étaient encore à l'étude et... le sont encore
aujourd'hui.

A Laënnec, au moment où les ouvriers allaient se
mettre au travail, le programme des modifications à
apporter est changé : un nouveau plan est élaboré et sou-

---

(1) BOURKEILLE. *Thèse*, Paris, 1901.

mis à l'administration en mai 1898. Depuis on n'a plus entendu parler de rien !

« Rien n'a été fait, dit M. Boureille, parce que l'on ne croit pas en haut lieu à l'efficacité du traitement hospitalier urbain. Il est question simplement d'un service de 3o et quelques lits à installer à Saint-Antoine.

« Les désirs administratifs caressent surtout deux projets : l'édification d'un second sanatorium, la répétition d'Angicourt et d'un hôpital-refuge pour incurables à créer peut-être à Brevannes. »

En somme, à l'heure actuelle, en dehors d'Angicourt, qui a ouvert ses portes en 1900, et dont nous n'avons pas à nous occuper ici, Paris ne possède, pour hospitaliser ses phtisiques, que Lariboisière et Boucicaut.

Nous allons voir quelle est l'organisation de ces deux services.

Mais, auparavant, nous ne pouvons nous dispenser de nous arrêter quelques instants sur les deux tentatives qui furent faites, à l'hôpital Tenon, dans les services respectifs de MM. les Drs Oulmont et Moisard, pour isoler les tuberculeux et leur assurer le traitement hygiéno-diététique, plusieurs années avant les travaux de la Commission spéciale de la tuberculose.

Hopital Tenon (1889).

Se conformant aux règles données par le Dr Detweiler et appliquées par lui à Falkenstein, le Dr Oulmont essaya, en 1899, de traiter, dans son service de Tenon, quelques tuberculeux par l'aération continue.

Il se servit, pour l'expérience, d'une « petite pièce faisant partie du service, située au sommet d'un des bâtiments (115 marches pour y arriver) et séparée des autres salles par un large pallier (1) ». Quatre fenêtres assuraient l'aération de cette pièce, qui avait encore l'avantage, étant située à l'encoignure du bâtiment, de n'avoir devant elle aucune autre maison et se trouvant par conséquent directement exposée à l'air.

« D'après la disposition des fenêtres sur deux faces, il était facile d'aérer la pièce d'une façon continue et de la transformer en une sorte de hangar librement accessible à l'air ; un paravent fut placé devant la porte pour éviter l'action directe des courants d'air sur les malades, lorsqu'on entrait ou sortait de la pièce. »

Le matin les fenêtres étaient largement ouvertes, quel que fût l'état de l'atmosphère. Le jour deux fenêtres étaient ouvertes ; la nuit, une l'hiver, deux pendant les mois de juillet et d'août. L'hiver un poêle chauffait la pièce.

Pendant les 8 ou 10 premiers jours qui suivaient leur entrée, les malades restaient au lit jusqu'à ce qu'ils fussent accoutumés au nouveau traitement.

Le régime alimentaire comprenait les 4 portions réglementaires des hôpitaux, avec un supplément : 100 grammes de viande crue grattée, 100 grammes de viande rôtie, 3 cuillerées à soupe de poudre de viande, prises dans le potage du matin, et enfin, de 80 à 100 grammes d'huile de foie de morue, remplacée, pour les malades qui ne

____

(1) Dodieau. *Thèse*, Paris, 1899.

pouvaient la supporter, par la même dose de glycérine, mélangée d'un peu d'alcool.

Comme boisson, la quantité de vin réglementaire au 4ᵉ degré, l'administration s'étant absolument refusée à ajouter du lait à ce régime.

Des frictions sèches, matin et soir, faites avec un linge un peu rude, par les malades eux-mêmes et entre eux ; des bains de propreté ordonnés de temps en temps pendant l'été ; enfin un exercice modéré, fourni par cet escalier de 115 marches et que les malades étaient obligés de descendre pour aller au jardin : tout cela complétait le traitement auquel le Dʳ Oulmont soumettait ses tuberculeux.

Les mesures antiseptiques réglementaires étaient prises et les crachoirs, contenant une solution antiseptique, vidés chaque matin et nettoyés à l'eau bouillante.

Les résultats furent bons. Chez les 14 malades, dont le Dʳ Dodieau relate les observations dans sa thèse, l'augmentation de poids varia de 2 à 8 livres : la toux et les crachats diminuèrent et, s'il n'y eut pas de guérison, il y eut en revanche des améliorations notables.

Hopital Tenon (1890).

En juin 1890, M. le Dʳ Moizard inaugurait ce même traitement dans son service de l'hôpital Tenon.

« Une chambre voisine de la salle commune, très élevée de plafond et munie de fenêtres sur chacune de ses faces, semblait tout indiquée pour l'expérience, qui n'a du reste porté que sur des hommes (1). »

____

(1) Chesnay. *Thèse*, Paris, 1891, p. 42.

L'appartement contenait 4 lits. C'est là que pendant l'été et l'hiver les malades furent soumis à la cure d'air, avec les fenêtres ouvertes jour et nuit.

La température de la chambre, la nuit, a varié entre 8 et 17°. A la fin de novembre, elle s'abaissa à 5° à 6 heures du matin. A partir de ce moment un feu constant fut maintenu dans la cheminée de la pièce.

Comme alimentation : les 4 portions réglementaires, avec, en supplément : 200 grammes de viande rôtie, plus 200 à 300 grammes de poudre de viande et huile de foie de morue à la dose de 3 à 4 cueillerées à soupe par jour. Peu de traitement pharmaceutique.

Le Dr Chesnay rapporte dans sa thèse 7 observations de malades traités de cette façon.

Chez tous une amélioration sérieuse en a été la conséquence : diminution de la toux et de l'expectoration, réveil de l'appétit, augmentation de poids, qui, chez un des malades, a été de 15 livres après un traitement de 4 mois !

Lariboisière (1897).

Le 25 décembre 1897, on inaugura, à Lariboisière, quatre salles pour l'isolement des tuberculeux, deux pour les hommes et deux pour les femmes. Haute de 5^m,21, longue de 38 mètres et large de 8^m,19, chaque salle renferme, ou plutôt ne devait renfermer que 36 lits, chaque malade ayant par conséquent un cube d'air de 45 mètres cubes. Au fond de la salle les deux derniers lits de chaque côté sont enfermés dans des *boxes*, destinés à isoler plus particulièrement les tuberculeux les plus gravement atteints.

Les fenêtres s'ouvrent à deux hauteurs et sont protégées à l'extérieur par un store.

On les ouvre toutes grandes pendant le jour ; la nuit, les vasistas seuls sont ouverts. Deux lits se trouvent placés entre chaque fenêtre.

En dehors des fenêtres, l'aération est encore assurée de la façon suivante : « par un système de tuyaux l'air est emprunté à une espèce de cheminée placée au faîte du pavillon et en son milieu et de là conduit aux poêles, puis il s'échappe, une fois vicié, par les ouvertures ménagées au bas des trumeaux et par les fenêtres (1). »

Le chauffage est assuré par des calorifères à vapeur d'eau.

Les murs des salles sont couverts d'un vernis, devant faciliter le nettoyage. Le plancher est mastiqué dans ses rainures et paraffiné.

L'éclairage se fait à l'électricité. Les lits en fer, avec sommier métallique et démontable, sont également facilement désinfectés. Les tables de nuit sont en verre, à supports métalliques.

Il existe deux modèles de crachoirs. Chaque malade en a un, près de lui, sur sa table de nuit. D'autres, plus grands, sont placés dans les escaliers, les corridors et tous les passages. Ils contiennent tous une solution désinfectante soit de sublimé, soit d'acide phénique. Chaque jour tous les crachoirs sont reçus dans des paniers métalliques

---

(1) Chalret du Rieu. *Thèse*, Paris, 1899, p. 13.

et portés à l'autoclave, où pendant 20 minutes ils restent soumis à l'action de la vapeur, à une température de 115". après quoi, ils sont débarrassés de leur contenu et lavés à l'eau bouillante. Les grands crachoirs sont portés à l'étuve Geneste-Herscher, tous les jours.

Chaque malade arrivant dans le service a ses vêtements enlevés et passés à l'étuve. En échange on lui remet une chemise, un bonnet, un pantalon (ou jupe et jupon), camisole, bas et chaussures, capote, tous objets qui sont aseptisés. On lui donne également des mouchoirs et des serviettes appartenant à l'hôpital.

Le balayage à sec est rigoureusement proscrit et remplacé par le passage du linge humide.

Un employé sanitaire est attaché à chaque service pour s'occuper de la désinfection. Chaque fois qu'on entre dans la salle, on doit revêtir une blouse et la retirer en sortant.

Régime alimentaire. — Le pain est à discrétion. Le vin, la bière et le lait sont au choix.

Aux hommes il est accordé 48 centilitres de vin, 36 aux femmes.

Un litre de bière, un litre et demi de lait.

A midi : potage gras et 100 grammes de viande hachée : un plat de viande, un de légume.

Le soir : bouillon gras ou soupe : un plat de viande et un de légume.

Le matin à 8 heures, une soupe maigre. Les divers plats de viande ou de légume sont en double, ce qui permet au malade de choisir un peu.

Les aliments sont préparés à la cuisine commune de

l'hôpital et montés dans les salles dans des marmites en cuivre. Un petit fourneau à gaz, situé dans une espèce d'office, permet de réchauffer un peu les aliments avant de les servir aux malades qui sont obligés de les manger sur leurs genoux ou sur leurs tables de nuit : le réfectoire n'existe pas.

Cure d'air et de repos. — Il n'existe pas de galerie de cure à Lariboisière. Les malades n'ont de cette partie du traitement hygiéno-diététique que l'aération des salles au moyen des fenêtres grandes ouvertes le jour, et des vasistas la nuit.

Ceux qui peuvent descendre vont dans les jardins s'asseoir sur les bancs, voisinant avec les malades des autres services.

Nous ne parlerons pas des résultats obtenus dans ce service. M. le Dr Duguet les a exposés dans la séance du 28 mars 1898, à la commission de la tuberculose. Ils ne sont pas brillants, évidemment, mais, vraiment, malgré les louables efforts de l'Assistance publique, l'organisation est encore trop défectueuse.

BOUCICAUT (1897).

A la fin de novembre 1897, le Pr Letulle organisa un service d'isolement pour tuberculeux à l'hôpital Boucicaut. Deux pavillons, l'un de 21 lits, l'autre de 14 lits furent affectés le premier aux hommes, le second aux femmes.

Malgré les résistances de l'administration la triple cure a pu être ébauchée dans ce service.

L'hygiène la plus sévère y est observée : les crachoirs sont prodigués partout à profusion dans les salles, les couloirs et dans les jardins.

Des compresses propres, facilement désinfectables, remplacent même les mouchoirs qui sont rigoureusement bannis.

A leur entrée à l'hôpital les malades reçoivent des vêtements aseptiques, en échange des leurs qui sont désinfectés et passés à l'étuve. « Ils entrent propres dans les salles et y demeurent aussi propres que possible jusqu'à leur sortie (1). »

Le personnel hospitalier est stylé, au courant de l'antisepsie médicale.

Cure d'air et de repos. — L'aération des salles est assurée, jour et nuit, par des fenêtres larges et élevées, coupées en trois portions ; la nuit le vasistas du haut est seul ouvert. Les malades s'habituent facilement à ce nouveau traitement.

Le jour les malades restent étendus sur des chaises longues, soit à l'intérieur des salles, dont les fenêtres restent ouvertes d'un seul côté, soit sous la véranda, située au fond du pavillon, soit enfin dehors sous une tente-abri.

En attendant, en effet, la galerie de cure réclamée depuis longtemps, et toujours promise par l'administration, le Pr Letulle a fait installer, au milieu du jardin qui sépare les pavillons, deux tentes-abri pouvant contenir l'une

---

(1) M. Letulle. Hospitalisation des indigents tuberculeux à Paris. *Presse médicale*, 30 juillet 1898.

(pour les hommes) 12 chaises longues, l'autre 10 (pour les femmes).

C'est là que les malades viennent faire la cure ; à cet effet chaque chaise-longue est munie de matelas et d'oreillers en balle d'avoine et de couvertures.

Les heures de cure sont obligatoires ou facultatives.

Obligatoires : le matin de 5 heures et demie à 9 heures (cure d'air sur la chaise-longue). Soir, de 5 heures et demie à 9 heure (sous la tente).

Facultatives : de midi à 5 heures.

RÉGIME ALIMENTAIRE. — Les malades du Pr Letulle prennent, tant que leurs forces le leur permettent, leurs repas dans un réfectoire bien éclairé, bien aéré, sur des tables agréablement décorées.

Les aliments sont variés dans la mesure du possible.

Au déjeuner comme au dîner les malades ont trois plats. Le café est accordé deux fois par semaine.

Voici quelques-uns des menus que nous relevons dans la *Presse médicale* du 16 juin 1900 :

1° *Déjeuner* : cervelles au beurre, rôti de veau, purée de pois.

Dîner : soupe, bœuf nature, purée de pommes de terre, sardines à l'huile.

2° *Déjeuner* : bifteck, tête de veau à l'huile, lentilles, café.

Dîner : soupe, thon à la sauce blanche, veau rôti, carottes au jus.

3° *Déjeuner* : bœuf miroton, saucisson, choux.

Dîner : soupe, veau rôti, lentilles, cerises.

Si l'on ajoute le lait, la poudre de viande (facultative)

et les 130 à 150 grammes de viande crue (réglementaire)
donnés par jour à chaque malade on conçoit que la suralimentation est presque réalisée à Boucicaut.

Le Pr Letulle a encore eu l'heureuse idée de faire
dresser une liste des aliments utiles ou nuisibles à ses malades. Cette liste est communiquée aux parents de ceux-ci
et lorsqu'on vient les voir, les jours de visite, on ne peut
leur apporter que les aliments autorisés. De cette façon
les efforts de suralimentation sont favorisés et, du même
coup évitées « les lourdes indigestions de sucreries et de
chocolateries folles », bien connues à Paris.

EN PROVINCE

HOTEL-DIEU D'ANGERS

A Angers l'administration des hospices vient d'organiser un service de tuberculeux qu'elle a rattaché à la clinique interne de l'École de médecine.

En 1901, sur la proposition du Dr Lepage, une commission fut nommée par la société de médecine d'Angers
et chargée de rechercher les moyens propres à combattre
la tuberculose dans cette ville.

Cette commission présenta à la société plusieurs travaux, dont un, le rapport de M. le Dr Jagot, demandait
« la création d'un service spécial, dans lequel les malades
puissent profiter largement des trois facteurs les plus puis-
sants de la guérison, ou tout au moins d'une amélioration
de quelque durée, à savoir : 1° l'air et la lumière ; 2° le
repos ; 3° la bonne nourriture. Les conclusions de ce rap-

port furent adoptées et son envoi à la commission administrative des hospices voté par la société dans la séance du 5 mars 1902 (1). »

La commission, avec une largeur de vues entièrement à son honneur, ayant pris l'avis du corps médical, organisa aussitôt un service de tuberculeux à l'Hôtel-Dieu.

Une salle contenant 22 lits est exclusivement réservée aux phtisiques.

« L'aération de cette salle, dont l'éclairage est parfait, est assurée par des carreaux Castaing placés à la partie supérieure des impostes. Une salle annexe de deux lits est destinée à recevoir les malades les plus gravement atteints. »

Une vaste pièce, faisant suite à ces deux salles, a été aménagée pour servir de réfectoire.

Cure d'air. — Une *galerie de cure d'air* a été organisée dans laquelle les malades peuvent se rendre directement à couvert.

Longue de 25 mètres, profonde de 5 mètres elle est exposée au levant. Elle est bitumée et plafonnée : des rideaux défendent les malades contre les intempéries de l'atmosphère.

Sous cette galerie on a installé 18 chaises longues à dossier mobile, ce qui permet une inclinaison plus ou moins accentuée de la tête et des épaules. Entre chaque chaque chaise une petite table à claire-voie est destinée à supporter le crachoir. Un matelas en varech recouvert

_____

(1) Dr Jagot. Le nouveau service des tuberculeux à l'Hôtel-Dieu d'Angers. *Archives médicales d'Angers*, n° du 20 mai 1903.

d'alèzes, un oreiller, des couvertures en nombre suffisant complètent le fourniment de *cure* de chaque malade.

La vue est agréable, s'étendant sur les jardins fruitiers de l'établissement jusqu'à la Maine : des images d'Hugo-d'Alesi ornent le mur de la galerie.

La durée de la cure varie avec l'état de la température, la gravité de la maladie, etc.

En général elle se fait de 9 heures à 11 heures et de midi à 5 heures.

« Les malades trouvent dans ces conditions l'aération suffisante et nécessaire à leur guérison. Ils auront aussi le repos, car le ménage des salles sera fait pendant qu'ils seront à la cure d'air (1). »

ALIMENTATION. — L'alimentation des malades de ce se service reçoit des soins spéciaux : la viande crue, le lait, la bière, le chocolat, le thé, le café ne sont pas économisés.

Chaque malade entrant a son observation prise, très scrupuleusement, sur des feuilles spéciales. Les températures rectales sont prises deux fois par jour, et consignées sur la feuille d'observation. Tous les huit jours les malades sont pesés et leurs poids reportés également sur un graphique spécial.

Le Dr Jagot espère beaucoup de ce service.

« Loin de nous, dit-il, la pensée de croire que les malades parvenus à un degré avancé de la maladie y retrouveront la santé. Mais nous avons la ferme conviction que les malades moins sérieusement atteints y seront

---

(1) Dr JAGOT. *Loc. cit.*

assez améliorés pour pouvoir reprendre leur travail ou tout au moins des occupations qui leur permettent de vivre. Quelques-uns pourront voir s'arrêter l'évolution de leur affection et l'on aura même de ce côté des surprises agréables.

« Enfin les autres malades seront préservés de la contagion et les nôtres, de plus, recevront une éducation antituberculeuse, qui, à leur sortie de l'hôpital, contribuera puissamment à la prophylaxie de la maladie dans la famille et à l'atelier. »

Et le Dr Jagot termine ainsi : « Nous soignons des malades et nous espérons procurer à quelques-uns la guérison, à d'autres une sérieuse amélioration.

« A défaut de sanatorium, nous croyons, en un mot, avoir créé un service bien supérieur comme installation et comme soins à ce qui existait auparavant. Les organisations de ce genre sont encore trop rares pour que nous n'ayons pas cru utile de signaler cette intéressante création (1). »

HOTEL-DIEU DE NANTES

A Nantes la tuberculose fait de terribles ravages. Le nombre des décès causés par le fléau suit une progression croissante et continue :

En 1899, on constate 499 décès par tuberculose.
    1900   —   620   —
    1901   —   614   —

---

(1) Dr JAGOT. *Loc. cit.*

Aussi la lutte antituberculeuse a-t-elle pris dans cette ville une extension formidable.

Une *œuvre antituberculeuse de la Loire-Inférieure* s'est fondée en octobre 1901, avec M. le D' Bertin comme président.

Chargée d'organiser la défense, cette « œuvre » est entrée immédiatement en campagne, et, après une conférence du P' Brouardel, faite à Nantes le 15 janvier 1902, n'a pas tardé à réunir un grand nombre d'adhésions.

Le projet de lutte est considérable ; il comprend :

1° Un dispensaire : il fonctionne déjà grâce à la générosité d'un philanthrope, M. Durand-Gasselin.

2° Création d'un sanatorium populaire. Le plan est fait, le terrain acheté (18 hectares, situation splendide).

3° Enfin la création d'un hôpital suburbain pour tuberculeux.

En attendant la réalisation de ce dernier projet, la commission administrative des hospices de Nantes a décidé d'isoler les phtisiques dans une des salles (la salle 6) de l'Hôtel-Dieu.

Cette décision fut prise à la suite d'un rapport de M. le D' Ollive, présenté au Conseil de santé des hôpitaux de Nantes.

La salle de l'Hôtel-Dieu, qui a été aménagée en vue de l'isolement, contenait, comme les autres salles de l'hôpital, 36 lits.

On l'a divisée (1) dans le sens de la longueur par une

---

(1) Cette réorganisation de la salle a été faite d'après les plans de M. le D' Ollive.

cloison médiane ; d'autres cloisons perpendiculaires à celle-ci ont transformé la salle en plusieurs *boxes*. Le nombre des lits a été diminué, il n'est plus que de 26.

Les malades sont couchés face à la fenêtre, et cette disposition du lit leur plaît énormément : ils n'ont pas, comme on dit, la fenêtre sur le dos.

Les boxes au nombre de 8, contiennent 3 lits et même 4 lits, On préférerait une plus grande division de la salle, et n'avoir que 2 lits par boxe.

La cloison médiane est vitrée et comme les fenêtres sont nombreuses, hautes et larges, le soleil peut pénétrer presque toute la largeur de la salle. Chaque malade a un cube d'air de 35 mètres cubes. — Rien n'a été fait pour les femmes.

Nous ignorons si ce service possède un régime alimentaire spécial.

Quoi qu'il en soit, sous la direction de M. le Dr Bécigneul, les résultats sont satisfaisants.

Nancy.

Ce qui a été fait à Nancy pour l'isolement des tuberculeux se réduit, nous dit M. le Pr L. Spillmann, à fort peu de chose.

On a fait construire dans les jardins de l'hôpital deux petits sun-box en planches, dans lesquels les malades passent leurs journées quand il fait beau, ce qui, paraît-il, est fort rare dans le pays.

Les abris sont du reste mal construits et sont difficilement utilisables. « Et pendant ce temps, nous dit encore le

Pr Spillmann, les tuberculeux continuent à s'entasser dans les salles communes. C'est déplorable ! »

MONTPELLIER.

A Montpellier, malgré tous les efforts de M. le Pr Grasset, on en est encore à la période de projet.

L'hôpital Saint-Éloi est suburbain (à 1 800 mètres de la ville). Situé dans un vaste enclos, très sain, et planté, il se compose de 8 pavillons, divisés chacun en 2 salles ; ces pavillons sont soudés sur une grande galerie en fer à cheval.

Chaque pavillon contient 70 lits, soit 35 par salle.

Le huitième de ces pavillons n'est pas encore construit. On va le construire prochainement (on attend pour cela le pari mutuel ; d'ailleurs les plans sont au Ministère !)

Et alors quand il sera construit, un pavillon entier sera aménagé pour les tuberculeux avec : galerie extérieure, réfectoire, etc.

Il y aura un chef de service et tout un service spécial.

Voilà ce que M. le Pr Grasset espère depuis longtemps. Et dans une lettre qu'il nous écrivait récemment il nous disait : « Le crime de la contagion hospitalière se continue sous nos yeux dans un hôpital qui est l'idéal pour l'hôpital-sanatorium. »

BÉZIERS.

Dans la même région, à Béziers, un dispensaire est à l'état de projet, et nous savons qu'on se propose de con-

struire également un nouvel hôpital, où un pavillon sera
réservé et servira à l'isolement des tuberculeux.

Cette.

La ville de Cette est propriétaire, à l'hôpital, d'un
magnifique terrain clos, baigné sur deux côtés par la mer,
sur un des deux par une plage de sable fin, à pente très
douce ; sur l'autre par des rochers constamment battus par
les flots. Ce terrain reçoit directement les vents qui viennent de la haute mer et il est abrité par la montagne Saint-
Clair, sur les flancs de laquelle s'étage la ville de Cette,
des gros vents du Nord et du Nord-Ouest.

C'est dans ce grand et bel espace qu'on a installé un
hôpital-sanatorium qui ne fonctionne que du mois de
juin au mois d'octobre, et où on reçoit tuberculeux et
quantité d'enfants scrofulo-tuberculeux.

Ceux qui le peuvent se baignent, les autres font la
cure d'air.

Rennes (1).

Ayant appris, par notre collègue et ami, M. J. Per-
quis, ancien interne des hôpitaux de Rennes, que, dans
cette ville l'isolement des tuberculeux était pratiqué à
l'Hôtel-Dieu, nous nous sommes adressé à M. le Pr Follet, chef de ce service, qui a eu l'extrême obligeance de
nous envoyer la communication suivante :

---

(1) Communication due à l'obligeance de M. le Pr Follet, de Rennes,
qui nous adressons nos vifs remerciements.

« Partant de ce principe que dans les salles communes les tuberculeux constituent pour les autres malades une source de contagion permanente, lorsqu'ils crachent, et que, d'autre part leur tuberculose peut subir de successives aggravations au contact des infections banales, trachéobronchitiques et pulmonaires voisines, et contagieuses au premier chef, je décidai, depuis mon entrée à la clinique, il y a bientôt 5 ans, d'affecter exclusivement, l'une des salles de mon service, la salle Saint-Ignace, aux phtisiques.

« Tout entrant suspect occupe pendant 24 heures un lit désigné d'avance dans une salle connexe de douteux ; lorsque l'examen bactériologique de ses crachats y confirme l'existence du bacille de Koch, il est dirigé sur la salle des phtisiques ; — dans le cas contraire, lorsqu'il n'y a aucune contagion à craindre, il est évacué sur la salle commune.

« La salle des tuberculeux réalise une sorte de sanatorium hospitalier qui, pour le cubage d'air, l'aération continue, ses larges baies, l'exposition au soleil, de par son orientation Ouest-Est, nous donne toute satisfaction.

« Les malades y sont soumis à la suralimentation, l'administration ayant bien voulu pour eux accepter un régime spécial ; — les précautions les plus élémentaires de l'hygiène y sont observées rigoureusement (nettoyage des parquets, des murs ; crachoirs individuels, à demi remplis de sublimé fort, désinfection du matériel à l'autoclave ; personnel spécial, etc., etc.

« L'état moral de ces pauvres gens qui, tous, se

savent tuberculeux, est infiniment meilleur qu'on ne pourrait le supposer.

« La salle qu'ils habitent est une nécropole en raison de l'état profondément cachectique des phtisiques à la 2ᵉ et à la 3ᵉ période qui viennent demander nos soins et ne se décident, comme on sait, qu'à toute extrémité à cesser le travail et à entrer à l'hôpital.

« Ils semblent pour la plupart ignorer leur tragique destinée. Au sein du confortable qui les entoure, confortable extraordinaire, eu égard à l'insalubrité et à la misère de leurs logements ouvriers, insoucieux de l'avenir, ils oublient le passé et jouissent du présent secourable. »

Et M. le Pʳ Follet termine en disant : « Ils y guérissent à peu près, aussi bien peut-être qu'ils eussent guéri à Madère, en Suisse, ou dans les montagnes d'Allemagne ! »

Lyon.

Dans un discours prononcé le 12 mars 1900, à la séance publique annuelle de la Société nationale de médecine, M. le Pʳ Lépine formulait le vœu qu'à Lyon les tuberculeux indigents puissent trouver dans les hôpitaux les conditions susceptibles de leur procurer, sinon la guérison, tout au moins une amélioration.

« L'isolement des tuberculeux, disait M. Lépine (1), n'exige pas leur concentration dans des hôpitaux particuliers, qui seraient bientôt un objet de terreur comme les léproseries du moyen âge. Non, il suffit que certaines

------

(1) R. Lépine. *L'Écho médical de Lyon*, nº 4, 15 avril 1900.

salles, sans dénomination spéciale, leur soient affectées. A leur entrée dans ces salles, ils ne perdront pas l'espérance ; car, chaque jour, beaucoup d'entre eux sortiront améliorés ou même guéris en apparence. Un isolement ainsi compris est *pratiquement réalisable* dans tout hôpital bien *installé.* »

A Lyon, en particulier, à l'hôpital Saint-Pothin, M. le Dr Garel a organisé une salle spéciale pour les tuberculeux.

BESANÇON.

A Besançon, à l'hôpital-hospice Saint-Jacques, M. le Dr Contenot, médecin en chef de l'établissement, organisa en 1891 un service d'isolement pour les tuberculeux.

Malheureusement cet isolement n'a pas suivi les progrès que rêvait son organisateur, mort il y a quatre ans.

Son successeur l'a réduit aux proportions d'un service d'incurables pour les phtisiques du 3e degré.

Nous osons espérer que parmi les améliorations urgentes à introduire dans les services de cet hôpital, la commission administrative des hospices de Besançon aura à cœur de ne pas négliger son service de tuberculeux n'oubliant pas que c'est Besançon qui a été une des premières villes où on ait réalisé l'isolement des phtisiques !

CONCLUSIONS

Dans l'organisation de la lutte antituberculeuse, il semble que la nécessité de créer des armes nouvelles, comme le dispensaire et le sanatorium, ait fait oublier quelque peu le rôle que l'hôpital doit conserver dans cette organisation.

Il est actuellement, dans presque toutes les villes de France, le seul élément de combat existant : il devrait donc au moins être utilisé.

Pour cela la première et la plus urgente condition est d'*isoler* les tuberculeux des autres malades, dans les hôpitaux, mesure des plus simples, n'engageant aucune dépense, qu'une décision des commissions administratives hospitalières suffirait à réaliser.

Alors même que sera complété « l'armement antituberculeux », il ne saurait y avoir concurrence entre chacun de ses éléments, mais l'hôpital gardera encore une place plus importante :

1° Parce que « tout tuberculeux hospitalisé est un foyer de tuberculose éteint ». (Dr Frottier) ;

2° Parce que, à notre avis, il sera appelé à recueillir le plus grand nombre des tuberculeux.

Mais dans ce but :

1° Il doit être assez vaste pour n'en refuser aucun ;

2° Il doit offrir à tous le confortable nécessaire pour les attirer, au lieu de les effrayer, comme c'était le cas jusqu'à ce jour ;

3° Il doit offrir aussi, à ceux qui sont susceptibles de guérison ou d'une amélioration notable, les moyens de l'obtenir, en possédant une cure d'air, en leur accordant le régime alimentaire indispensable.

Si ce programme est difficile à exécuter dans les hôpitaux de grandes villes, comme Paris, où la question se pose de créer des hôpitaux spéciaux suburbains, nous pensons que la plupart des villes de France pourraient, et très économiquement, le mettre en pratique du jour au lendemain : l'hôpital Pasteur du Havre nous en offre un bel exemple.

INDEX BIBLIOGRAPHIQUE

Armaingaud. — Prophylaxie de la tuberculose. *Congrès de la tuberculose,* 1891.

Ausset. — Comptes rendus du Congrès de Naples. *Écho médical du Nord,* 1900.

   — Les sanatoria. Leurs nécessités et leurs avantages. *Écho médical du Nord.* Lille, 1900.

   — L'isolement et le traitement des tuberculeux pauvres. *Revue philanthrop.,* 10 août 1902.

Azières. — Sur la création de sanatoria pour phtisiques indigents. *Revue d'hygiène,* avril 1898.

Barbary. — La Grande Faucheuse. Paris, Naud, 1903.

Barth. — Thérapeutique de la tuberculose, 1896.

   — Rapport à l'occasion d'un arrêté pris par le directeur de l'Assistance publique. *Revue d'hygiène,* 1900, p. 493.

   — La tuberculose à Paris et les sanatoriums populaires. *Revue des Deux Mondes,* 15 avril 1901.

Beaulavon. — Traitement de la tuberculose pulmonaire dans les sanatoria. *Thèse,* Paris, 1896.

Bernheim (S.). — Les sanatoria pour les pauvres. *Indépendance médicale,* 1896.

Boureille. — Le devoir social des collectivités françaises envers les tuberculeux adultes et indigents. *Thèse,* Paris, 1901.

Brouardel. — Prophylaxie de la tuberculose et sanatoriums. *Ann. d'hyg. publ. et de méd. légale*, 1900.

— La lutte contre la tuberculose en France (Discours prononcé à la séance du Bureau intern. pour la lutte contre la tub., sous la présidence de M. Casimir-Périer. *Presse méd.*, 9 mai 1903.

— La lutte contre la tuberculose. Paris, 1901.

Brouardel et Landouzy. — Rapport lu à l'Académie de médecine le 4 juillet 1899, sur le Congrès de Berlin. *Presse médicale*, 5 juillet 1899.

Chalbret du Rieu. — De l'isolement du phtisique à l'hôpital Lariboisière. *Thèse*, Paris, 1899.

Cheinisse. — *Semaine médicale*, 1902, n° 44, p. 357.

Cerf. — La lutte contre la tuberculose. Rapport présenté à la Société des Sciences médicales d'Angers, le 8 février 1902. Angers, Siraudeau.

Chesnay. — Le traitement hygiénique de la tubercul. pulm. à l'air libre et au repos : hivernage de tuberculeux à l'hôpital Tenon, 1890-91. *Thèse*, Paris, 1891.

Cinq conférences sur la tuberculose. Montpellier, 1903.

Congrès de Berlin, mai 1899.

— *de Naples,* avril 1900.

— *de Londres,* juillet 1901.

— *de Bruxelles,* septembre 1903.

Courtois-Suffit et Boulay. — Traitement de la tub. pulmon. par l'aération continue. *Gazette des hôp.*, 24 mai 1890.

Debove. — Leçons sur la phtisie. *Semaine méd.*, 1883.

Destrez. — Traitement hygiénique de la tuberculose dans les établissements fermés. *Thèse*, Paris, 1888.

Dodieau. — Traitement hygiénique des tuberculeux dans les hôpitaux : aération continue. *Thèse*, Paris, 1889.

Duclaux. — Hygiène sociale. Félix Alcan, 1902.

Dumarest. — L'hospitalisation des tuberculeux à l'étranger. Lyon, Rey, 1897.

Dumarest. — Le sanatorium d'Hauteville. *Lyon médical,* octobre 1898.

— L'hôpital des tuberculeux. *Lyon médical,* mai 1900.

Ebstein. — De la valeur du traitement de la tub. pulm. par les sanatoriums. *Thèse,* Lyon, 1901.

Frottier. — Hospitalisation des tuberculeux. Rapport présenté au Corps médical des hôpitaux du Havre, 1898.

— Les dispensaires antituberculeux, 1901.

— Le traitement des tuberculeux par la cure d'air à l'hôpital Pasteur du Havre. *Revue médicale de Normandie,* 10 août 1901.

Grancher. — Maladies de l'appareil respiratoire. Paris, Doin, 1890.

— Traitement de la tuberculose, alimentation. *Bulletin méd.,* 1896.

— De l'alimentation des tuberculeux. *Revue d'hygiène thérap.,* 1897.

— Prophylaxie de la tuberculose. Rapport à l'Académie de médecine, 1898.

— Tuberculose pulmonaire et sanatoriums. *Bulletin méd.,* 7 mars 1903.

Grancher et Thoinot. — Rapport à la Commission spéciale de la tuberculose, 1896.

Grasset. — L'isolement et le traitement des tuberculeux à l'hôpital. Rapport présenté au *Congrès de Toulouse,* mai 1902.

Georgieri. — Hospitalisation des tuberculeux. *Congrès de la tuberculose,* 1888.

Grillot. — Lutte contre la tuberculose. Le sanatorium français. Paris, 1901.

Guetschel. — La guérison de la tuberculose. Sa possibilité ; ses facteurs. *Thèse,* Lyon, 1902.

Halipre. — L'isolement des tuberculeux au Havre. *Normandie méd.,* 1898.

— La lutte contre la tuberculose. Rouen, 1899.

Hausalter. — Les hôpitaux de tuberculeux. Nancy, Crépin-Leblond, 1899.

Jaccoud. — Curabilité et traitement de la phtisie pulmonaire. Paris, 1888.

Knopf. — Les sanatoria. Traitement et prophylaxie de la tuberculose pulmonaire. Paris, 1900.

— La tuberculose considérée comme maladie du peuple. Traduit par Sersiron, 1902.

Kuss. — Résultats obtenus dans les sanatoriums. *Bulletin méd.*, n°s 31 et 32, 1900.

— Résultats obtenus au sanatorium d'Angicourt, 1902.

— Sanatoriums populaires et dispensaires antituberculeux. *Bulletin méd.*, n°s 10 et 11, 1903.

Lagrange. — La cure d'air en France et à l'étranger. *Revue des maladies de la nutrition*, 1895.

Landouzy. — Rapport à la Commission spéciale de la tuberculose, 1896.

— La tuberculose, maladie sociale. *Préservation antituberculeuse*, n° 5, mai 1903.

— Cure de sanatorium simple et associée. *Congrès de Berlin*, 1899.

Lecadre. — Isolement des tuberculeux. *Revue d'hygiène*, 1880, p. 781.

Lépine. — Hospitalisation des tuberculeux. *Écho médical de Lyon*, 15 avril 1900.

Lemoine et Carrière. — La lutte contre la tuberculose. *Nord médical*, 1901.

Leriche. — Isolement des tuberculeux. Résultats qu'on obtient dans les sanatoriums. *Revue crit. de méd. et de chir.*, 1900.

Letulle (M.). — La lutte contre la tuberculose dans les hôpitaux de Paris, *Presse méd.*, 13 juin 1896.

— Les indigents tuberculeux à Paris. *Presse méd.*, 1er août 1896.

— Le Parisien tuberculeux à l'hôpital. *Presse méd.*, 24 décembre 1898.

Letulle (M.). — Phtisiothérapie : cure d'air à l'hôpital. *Presse méd.*, 7 juin 1899.

— La croisade contre la tuberculose. *Presse méd.*, 27 janvier 1900.

— L'hôpital et ses contaminations tuberculeuses. *Presse méd.*, 21 mars 1900.

— Phtisiothérapie : cure d'aliments à l'hôpital. *Presse méd.*, 16 juin 1900.

— L'assistance aux tuberculeux en France. 8 septembre 1900.

— Rapport à la Commission extra-parlementaire de la tuberculose, 1900.

— La lutte contre la tuberculose médicale. *Presse méd.*, 14 mars 1903.

Leudet. — Isolement des tuberculeux à l'hôpital. *Revue d'hygiène*, 1886, p. 166 et 288.

Leudet et Vallin. — Isolement des tuberculeux. *Revue d'hygiène*, 1882, p. 736.

Masbrenier. — L'hospitalisation des tuberculeux à l'Asile spécial de Londres (Hospital for Consumption). *Presse méd.*, 9 juillet 1898.

Mercklen. — Hygiène des tuberculeux. Paris, 1896.

Moeller. — De l'hospitalisation des tuberculeux. *Bulletin de l'Acad. roy. de Belgique*. Bruxelles, 1894.

Navarre. — Sanatoires pour tuberculeux indigents. Communication à la *Société de méd.*, 31 juillet 1899).

Pannwitz. — La lutte systématique contre la tuberculose en Allemagne.

— Conférence faite à l'hôpital de la Charité en 1900. Traduction Meyer, in *Lutte antituberculeuse*, 1901, n° 1, p. 64.

Petit. — De l'hospitalisation des tuberculeux, d'après l'opinion des médecins des hôpitaux de Paris. *Congrès pour l'étude de la tuberculose.* Paris, 1893.

Pierrhugues. — Le phtisique pauvre à l'hôpital. *Thèse*, Paris, 1898.

Plicque. — La suralimentation dans le traitement de la tuberculose pulmonaire. *Journal des praticiens,* 1897.

Reille. — Les sanatoriums et l'hospitalisation des tuberculeux indigents au IVe Congrès de la tuberculose. *Annales d'hygiène publique et de médecine légale,* nov. et déc. 1898.

Renault. — La tuberculose chez les Bretons. *Thèse,* Paris, 1899. *Revue de la tuberculose.*

Richet et Héricourt. — La zomothérapie chez l'homme. *Médecine moderne,* 1900.

Ribard. — La tuberculose est curable. Paris, 1900.

Robin (A.). — Études cliniques sur la nutrition dans la phtisie pulmonaire. *Arch. gén. de méd.,* mai, juin 1894, avril 1895.

— La lutte contre la tuberculose. Conférence faite à l'École des hautes études sociales. *Bulletin méd.,* 10 janvier 1903.

Romme. — La lutte contre la tuberculose en France et à l'étranger. *Revue des Revues,* mars 1900.

— La lutte sociale contre la tuberculose. Paris, 1901.

Roux (Jean-Ch.). — Les mesures de défense sociale contre la tuberculose. Paris, Rueff, 1902.

Savoire. — *Bulletin méd.,* 1902, n° 90, p. 162.

Sersiron. — Les phtisiques adultes et pauvres, en France, en Suisse et en Allemagne. *Thèse,* Paris, 1900.

— Le travail des tuberculeux pauvres après trois mois de cure au sanatorium. *Presse méd.,* 1900.

— Fédération des œuvres antituberculeuses, in *Lutte antituberculeuse,* 1902, n° 1, p. 4.

Spillmann. — Hospitalisation des tuberculeux. *Société de médecine de Nancy,* juin 1902.

— De l'isolement des tuberculeux dans les hôpitaux. *Revue méd. de l'Est,* 15 août 1902.

Strauss (Paul). — Rapport au Conseil municipal de Paris, sur la création d'un sanatorium de phtisiques à Angicourt, 1894.

Strauss (Paul). — La défense sanitaire. *La Grande Revue,* n° 10 octobre 1901, p. 144.

Villemin. — Cause et nature de la tuberculose. *Bulletin de l'Acad. de médecine,* 1865.

CHARTRES. — IMPRIMERIE DURAND, RUE FULBERT.